ப்ரிஸ்க்ரிப்‌ஷன்

மருந்து மாத்திரைகள் பற்றிய முழுமையான கையேடு

டாக்டர் மு. அருணாச்சலம்

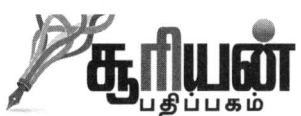

சூரியன் பதிப்பகம்

ISBN: 978-93-85118-59-3

Title :
PRESCRIPTION

© DR. M.ARUNACHALAM

சூரியன் பதிப்பகம்
வெளியீடு: 117

நூல் தலைப்பு:
ப்ரிஸ்க்ரிப்ஷன்

நூல் ஆசிரியர்:
© டாக்டர் மு.அருணாச்சலம்

அட்டைப்படம்:
Shutterstock

முதற்பதிப்பு:
ஏப்ரல் 2016

விலை:
ரூ.100/

சூரியன் பதிப்பகம்
229, கச்சேரி ரோடு, மயிலாப்பூர்,
சென்னை–600004.
விற்பனைப் பிரிவு தொலைபேசி :
044 4220 9191 **Extn:** 21125
மொபைல்: 72990 27361
இமெயில் : **kalbooks@dinakaran.com**

பதிப்பாளர் மற்றும் ஆசிரியர்	:	**ஆர்.எம்.ஆர்.ரமேஷ்**
ஆசிரியர் குழு	:	**தி.முருகன்**
		வள்ளி, கே.என்.சிவராமன், பிரபுசங்கர், வெ.நீலகண்டன்
சீஃப் டிசைனர்	:	**பி.வேதா**

இந்தப் புத்தகத்தின் எந்த ஒரு பகுதியையும் பதிப்பாளரிடமிருந்து எழுத்துபூர்வமான முன் அனுமதி பெறாமல் மறுபிரசுரம் செய்வதோ, அச்சு மற்றும் மின்னணு ஊடகங்களில் மறுபதிப்பு செய்வதோ காப்புரிமைச் சட்டப்படி தடை செய்யப்பட்டதாகும். புத்தக விமர்சனத்துக்கு மட்டும் இந்தப் புத்தகத்திலிருந்து மேற்கோள் காட்ட அனுமதிக்கப்படுகிறது.

அடிப்படை மருத்துவம் அறிவோம்!

நவீன மருத்துவம் தனது இறுக்கங்களைத் தளர்த்தியிருக்கும் காலம் இது. இப்போது 'மருந்து' என்பது ரகசியப் பொருள் அல்ல. ஒரு மருந்தைப் பற்றி அறிந்துகொள்ள இணையத்தில் தேடினால், பக்கம் பக்கமாகத் தகவல்கள் வந்து கொட்டும். எது நல்லது, எது கெட்டது என்பதற்கான பரிந்துரைகளும் கிடைக்கும்.

ஆனாலும் நாம் ஒரு நம்பிக்கையான டாக்டரிடம்தான் போய்ச் சேர வேண்டும். உடலின் தன்மையும் நோயின் வீரியமும் அறிந்து அவர்தான் நமக்கான மருந்தைப் பரிந்துரைக்கிறார். 'எல்லோருக்கும் பொதுவான சிகிச்சை' என எதுவும் கிடையாது. இந்தத் தலைமுறை டாக்டர்கள் பலரும் மருந்தின் பக்க விளைவுகள் பற்றி வெளிப்படையாகப் பேசிவிட்டு பரிந்துரைக்கிறார்கள். நோயாளிகளின் சந்தேகங்களுக்கு முகம் சுளிக்காமல் பதில் சொல்கிறார்கள். தயக்கம் களைந்து நம்பிக்கை ஏற்படுத்தும்போதே, சிகிச்சை பரிபூரணம் பெறுகிறது.

என்னதான் மாற்று மருத்துவங்களைத் தேடிப் போகிறவர்களின் எண்ணிக்கை அதிகரித்தாலும், உயிர்நாடியான ஒரு பிரச்னை வரும்போது நவீன மருத்துவத்துக்கே வந்து சேர வேண்டியுள்ளது. அப்படிப்பட்ட நவீன மருத்துவத்தின் ஆதார நாதமாக இருக்கும் சில மருந்துகள் பற்றி இந்த நூலில் பேசியிருக்கிறார் டாக்டர் மு.அருணாச்சலம். காய்ச்சல் மருந்துகள் முதல் காசநோய் மருந்துகள் வரை... இருமல் மருந்துகள் தொடங்கி இதயநோய் மருந்துகள் வரை எல்லாவற்றையும் பற்றி எளிய முறையில் விளக்கியிருக்கிறார் அவர். ஒவ்வொரு மருந்தும் செயல்படும் விதம், அதன் விளைவுகளும் பக்க விளைவுகளும், அதன் பக்கவிளைவுகளைத் தடுக்க என்ன செய்வார்கள் என அடிப்படையான மருத்துவ ஞானத்தை எல்லோரும் பெறும் அளவுக்கு ஒரு அரிய மருத்துவ அறிவியல் நூலாக இது உருவாகியிருக்கிறது.

– ஆசிரியர்

தெரிந்த மருந்து... தெரியாத விஷயம்!

நவீனமான எல்லாவற்றையுமே தேடிப் பிடித்து உபயோகிக்கும் நம் தமிழினம்... 'மருத்துவம், மருந்துகள்' என்றால் மட்டும் பாட்டி வைத்தியம், பக்கத்து வீட்டு வைத்தியம், மூலிகை வைத்தியம் எனப் பல வைத்திய முறைகளை நாடுகிறது. பிறகு நோய் மோசமான பின்பு நவீன மருத்துவரை அணுகும் நிலையைப் பார்க்கிறோம். இன்னும் சிலர் நோயின் ஆரம்ப கட்டத்தில் வந்து தீர்வு தேடாமல், நோயை முற்றவிட்டுக்கொண்டு வந்து சேர்கிறார்கள். நவீன மருத்துவர்களான நாங்கள், நோயின் பின்விளைவுகளோடு, மோசமான நிலையில் உள்ள நோயாளிகளைத்தான் பார்க்கிறோம். இதன் மூல காரணமாகச் சொல்லப்படுவது 'ஆங்கில மருந்துகளுக்குப் பக்கவிளைவுகள் நிறைய உண்டு' என்ற பயம்தான். நோயாளிகளின் இந்தப் பார்வையும் அணுகுமுறையும்தான் 'ப்ரிஸ்க்ரிப்ஷன்' என்கிற புத்தகத்தை எழுத எனக்கான உந்து காரணி.

நவீன மருந்துகளை யாருக்கு, எந்த வயதுக்கு, எந்த எடைக்கு, எந்த நோய்க்குத் தர வேண்டும்? எந்த மருந்தைத் தரக்கூடாது? எவ்வளவு தர வேண்டும்? இவற்றைக் கற்றுத் தேறி வருபவர்களே நவீன மருத்துவர்கள். நவீன விஞ்ஞான சாட்சிகள் மூலம் நிரூபிக்கக்கூடிய நவீன மருத்துவத்தை 'நேற்று வந்த செல்போன் மாடலை தூக்கி எறிந்துவிட்டு இன்று புதிதாக வந்த அப்டேட்டட் செல்போனை வாங்குவதைப் போலவே' உபயோகிக்க வேண்டும்.

எது ஒன்று விளைவை ஏற்படுத்துமோ, அதுவே பக்கவிளைவையும் ஏற்படுத்தும். தமிழக வி.ஐ.பி. ஒருவர் சொன்ன குட்டிக்கதைதான் இந்த இடத்தில் ஞாபகம் வருகிறது. நீண்ட நாட்கள் கஷாயம் விற்றுக்கொண்டிருந்தார் ஒருவர். அவரிடம் கஷாயம் குடித்து தனக்கும் தன் குடும்பத்தாருக்கும் எல்லா நோயும் குணமாகிக்கொண்டிருந்ததாகக் கருதிய ஒருவர், திடீரென்று மாயமான அந்த கஷாயம் விற்பவரைத் தேடி அலைகிறார். ஒரு நாள் பீச்சில் பலூன் விற்றுக்கொண்டிருந்த கஷாய வியாபாரியைக் கண்டதும் மட்டற்ற மகிழ்ச்சி அடைந்த நோயாளி, "நீங்கள் கொடுத்த கஷாயம் எவ்வளவு நன்றாக இருக்கும்! அது என்னையும் என் வீட்டாரையும் ஆரோக்கியமாக வைத்துக்கொண்டிருந்தது. அப்படிப்பட்ட கஷாயம் விற்பதை ஏன் விட்டுவிட்டீர்கள்?" எனக் கேட்டார்.

அதற்கு இப்போதைய பலூன் வியாபாரி, "நான் தயாரித்த கஷாயம், என் வீட்டில் இருந்த கறிவேப்பிலையையும் அருகம்புல்லையும் சேர்த்துத் தயாரித்ததுதான். அதைக் கஷாயம் என்று விற்றுப் பணமாக்கி மக்களை ஏமாற்றியதில் என் மனசாட்சி உலுக்கியது. அதனால் அதை விட்டுவிட்டேன். யாரையும் ஏமாற்றாமல், இப்போது பலூன் வியாபாரம் செய்து வருகிறேன்" என்று கூறினார்.

மான் கறி வைத்தியம், காசினிக் கீரை வைத்தியம், வேர், தழை, இலை என எல்லாவற்றிலும் இருக்கும் மருந்தெனப்படுவதை நவீன மருத்துவம் எடுத்துக் கொள்ளும். 2015ல் நோபல் பரிசு பெற்ற பெண்மணி சீன விஞ்ஞானி டூயூ கண்டுபிடித்த வேரிலிருந்து பெறப்பட்ட மருந்து (Artesunate) மலேரியாவுக் கான மிகச்சிறந்த மருந்தாக நவீன மருத்துவத்தால் அங்கீகரிக்கப்பட்டதை முன்னுதாரணமாகக் கூறலாம். மஞ்சளில் இருந்து cocurmin, மிளகில் இருந்து piperazine போன்ற மூலக்கூறுகள் பிரித்து எடுக்கப்படுவதால் பக்க விளைவு கள் வந்துவிடுமா?

இந்தப் புத்தகத்தில் சில நோய்களுக்கான மருந்துகளையும், அவற்றுக்கான பக்கவிளைவுகளோடு நவீன விஞ்ஞான மருத்துவம் எவ்வாறு கையாளுகிறது என்பதையும் தெளிவுபடுத்தியுள்ளேன். ஆங்கில மருத்துவமே ஆகாது என விலக்கி வைக்கிறவர்களுக்கும், தானாகச் சரியாகக்கூடிய காய்ச்சல், தலை வலிக்குக் கூட சட்டென மருந்து, மாத்திரைகளைத் தேடிப் பழகியவர்களுக்கும் இந்தப் புத்தகம் நிச்சயம் விழிப்புணர்வை ஏற்படுத்தும்.

'குங்குமம் டாக்டர்' இதழில் தொடராக வெளிவந்த இது முதல்முறையாகப் புத்தக வடிவம் பெறுகிறது. இந்தத் தொடரை எழுத வாய்ப்பளித்த 'தினகரன்' குழும நிர்வாக இயக்குநர் திரு. ஆர்.எம்.ஆர்.ரமேஷ் அவர்களுக்கும், 'குங்குமம் டாக்டர்' இதழின் முதன்மை ஆசிரியர் திருமதி ஆர்.வைதேகி அவர்களுக்கும், அவரது குழுவினருக்கும், ஆதரவளித்த வாசகர்களுக்கும் என் நன்றிகள்!

– டாக்டர் மு.அருணாச்சலம்
சென்னை
இ மெயில்: minskdr92@yahoo.com
தொலைபேசி எண்கள்: 044-23710250/53/58

<u>சமர்ப்பணம்</u>

எனது தந்தை
சர்வோதய
திரு. அ.கு. முத்தையா அவர்களுக்கு

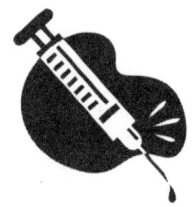

மருந்தும் மக்களும்

உற்றான் அளவும் பிணியளவும் காலமும்
கற்றான் கருதிச் செயல்

மருத்துவ நூலைக் கற்றவன், நோயுற்றவனுடைய வயதையும் நோயின் அளவையும் சிகிச்சைக் காலத்தையும் ஆராய்ந்து செய்ய வேண்டும் என்ற குறள் நினைவிருக்கிறதுதானே? நோயாளியின் வயது, எடை, பால் *(Gender)*, நோயின் அளவு, மற்ற நோய்கள், அதற்காக எடுத்துக்கொள்ளும் மருந்துகள், மருந்து ஒவ்வாமை என பல்வேறு விஷயங்களைக் கருத்தில்கொண்டு அலோபதி மருத்துவர் தரவேண்டிய மருந்துகளை, சிகிச்சையை அவரவர் விருப்பப்படி கையில் எடுத்துக்கொள்வதை என்னவென்று சொல்லுவது?

ஒரு அலோபதி மருத்துவர் ஒரு மருந்துச் சீட்டு எழுதும் முன் நான்கரை வருடங்கள், உடலுறுப்புகளின் அமைப்பியல் (உடலுக்குள் உறுப்புகள் எங்கெங்கே, எவ்வாறு அமைந்துள்ளன), உடற்கூறு இயல், உடல் உறுப்புகள், சுரப்பிகளின் செயல்பாடுகள், ரத்த ஓட்டம், உயிர் வேதியியல் மாற்றங்கள், நுண்ணுயிரியல், நோய்களின் முக்கிய காரணிகள், அலோபதி மருந்தியல், நோய்க் குறியியல், நோய் உடலில் ஏற்படுத்தும் கண்ணுக்குத் தெரியாத தெரிந்த

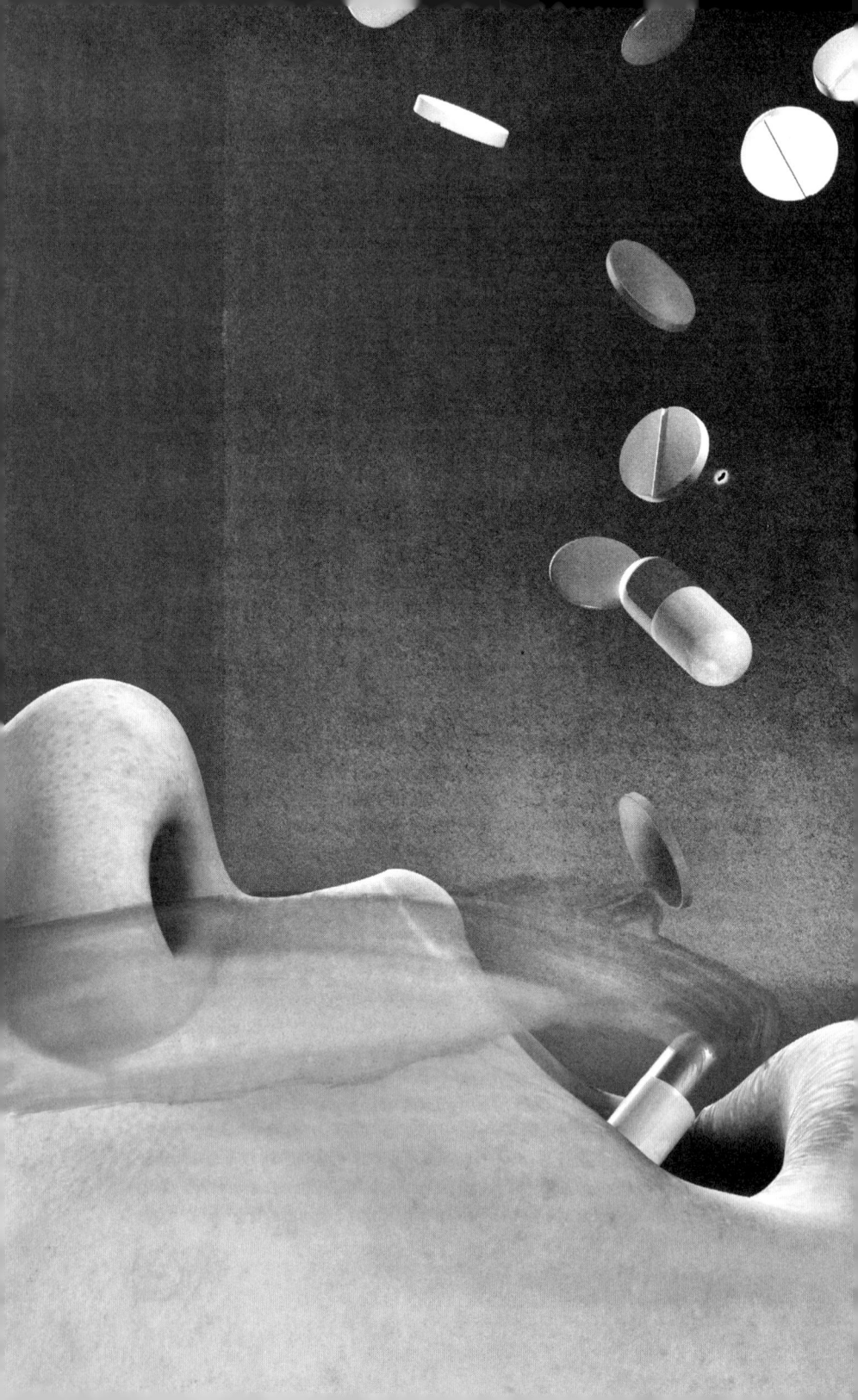

மாற்றங்கள் போன்ற அடிப்படை புரிதல் விஞ்ஞானங்களைக் கற்ற பிறகு, பொது மருத்துவம், பெண்கள் நோய் மருத்துவம் மற்றும் குழந்தை பிறப்பு, அறுவை சிகிச்சை முறைகள், கண், காது, மூக்கு, தொண்டை, இதயம், கை, கால் எலும்பு முறிவு போன்ற நோய்களைக் கற்று அறிந்த பின்பு மருந்துச்சீட்டு எழுத அனுமதிக்கப்படுகிறார். அதுவும் இந்திய மருத்துவக் கவுன்சிலில் பதிவு பெற்ற பின்பே எழுத அனுமதிக்கப்படுகிறார்.

'*FDA Approval* பெற்றிருக்கிறதா, நம் நாட்டில் பயன்படுத்த உரிமம் இருக்கிறதா, நம் நாட்டு வல்லுஞர்கள் இதை தம் நோயாளிகளுக்கு பயன்படுத்துகிறார்களா, இம்மருந்தின் மருத்துவ ரசாயனம் அறிந்தவர் அதை மருந்தாகப் பயன்படுத்த மேற்கொண்ட சோதனைகள் *(Pre Clinical Trials With Animals, Human beings Volunteers advised)* பற்றிய விவரங்கள், அதை முன் நின்று நடத்திய மருத்துவக் கழகப் பேராசிரியர்கள் மற்றும் மருந்துகளைப் பயன்படுத்திய மருத்துவ வல்லுநர்களின் மேற்பார்வையில் நோயாளிகளுக்கு ஏற்பட்ட மாற்றங்கள் *(Post Clinical/Launch Trial)* மற்றும் இதுபற்றிய கருத்தரங்குகளில் கலந்துகொண்ட பின்னரே, நவீன மருத்துவம் பயின்ற மருத்துவர்கள் புதிய மருந்துகளை எழுதுவார்கள்.

நவீன அலோபதி மருத்துவம் மனித உடலை அதன் உறுப்புகளை வேதியியல் கூறுகளாகத்தான் *(Body is a Biochemical Factory)* பிரித்து உணர்ந்து கற்றுத் தெளிகிறது. எலும்புகள் கால்சியம், மெக்னீசியம், சிலேனியம் மற்றும் தாதுப்பொருட்களுடன் ஆன திடமான எலும்புத் திசுக்களால் ஆனது. இதுபோன்று ஒவ்வொரு திசுக்களும் சில வேதியியல் பொருட்களால் அடிப்படை ஆதாரங்களோடு ஆனதோடு, அவற்றின் செயல்பாட்டுக்கும் சில வேதியியல் மாற்றங்களே காரணமாகின்றன.

திசுக்கள், செல்களினால் ஆனவை என்பதை அறிவோம். செல்களின் சுவர்கள் கொழுப்பு, புரதம் மற்றும் மாவுச் சத்துகளால் ஆனவை. சைட்டோபிளாசம் எனப்படும் செல்களின் உள்ளிருக்கும் திரவமானது எலெக்ட்ரோலைட்ஸ் எனப்படும் (சோடியம், பொட்டாசியம், குளோரைடு பைகார்பனேட் ஆகிய) தாதுப் பொருட்களாலும் புரதம் மற்றும் சர்க்கரையாலும் ஆனவை. அதன் செல்களின் கரு அல்லது உட்கரு *DNA, RNA* போன்ற புரோட்டீன்களால் ஆனவை. தசை செல்கள் புரதச் சத்தினால் ஆனது. தசைகள் விரிந்து சுருங்க கால்சியம் மிக முக்கியமான பங்கை வகிக்கிறது. அதற்குத் தேவையான ஆற்றல் கார்போஹைட்ரேட் மூலமாகக் கிடைக்கிறது. செல்கள், திசுக்கள், உறுப்புகள் மற்றும் உடலே பயோகெமிக்கல் ஃபேக்டரிதானே! அதில் ஏற்படும் குறைகளைச் சரிசெய்ய வேறு என்ன தரமுடியும்?

நவீன மருத்துவத்தின் அடிப்படையே இயற்பியல், வேதியியல்,

உயிரியல், விலங்கியல், பரிணாமவியல் மற்றும் பாரம்பரியவியல் ஆகிய விஞ்ஞானங்களை உள்ளடக்கியது. நவீன மருந்துகள் என்றவுடன் அவை மட்டுமே கெமிக்கல் எனப் பிரித்துப் பார்ப்பதே விஞ்ஞான முதிர்ச்சியற்ற ஒரு ஒப்பீடுதான். உடலும் உணவுமே உயிர் வேதியியல் பொருட்கள் எனும்போது, உட்கொள்ளும் மருந்து அதனுடன் தொடர்பு உடையதாகத்தானே இருக்கமுடியும்?

தாமிரம், மாங்கனீஸ், அயோடின், செலினியம், துத்தநாகம் போன்ற உலோகங்கள் மற்றும் சோடியம், பொட்டாசியம், கால்சியம், பாஸ்பரஸ், மெக்னீசியம், சல்பர் போன்ற தாதுப்பொருட்கள் மிகக்குறைந்த அளவில் நம் உடலில் இன்றியமையாத செயல்களைச் செய்துவருகின்றன. சோடியம் இல்லையென்றால் பரிமாற்றங்களே உடலில் நடைபெற வாய்ப்பு இல்லை. பொட்டாசியம், கால்சியம் குறைந்தால் இதய தசைகள் வேலை செய்வது நின்றுவிடும். எலும்புகள் திடத் தன்மையை இழந்துவிடும். அளவுக்கு மிஞ்சினால் அமிர்தமும் நஞ்சு என்பது போல மாற்று மருந்துகளில் உள்ள உலோகங்கள் உடலின் சிறுநீரகம், ஈரல் போன்ற உறுப்புகள் பாதிக்கப்பட காரணமாகின்றன. ஆகவே, நவீன மருத்துவம் சாட்சிகளை ஆதாரமாக வைத்து *(evidance based medicine)* நடைமுறைப்படுத்தப்படும் மருத்துவ முறையாகும்.

நோய் நாடி நோய் முதல் நாடி அது தணிக்கும் வாய் நாடி வாய்ப்பச் செயல் (நோய் இன்னதென்று ஆராய்ந்து நோயின் காரணம் ஆராய்ந்து அதைத் தணிக்கும் வழியையும் ஆராய்ந்து, உடலுக்கும் பொருந்தும்படியாகச் செய்ய வேண்டும்) என்ற குறளின்படி, நுண்கிருமிகளால் ஏற்படும் நோய்களுக்கு வேறு எந்த மருத்துவ முறைகளிலும் இல்லாத, ‘எந்தக் கிருமி - அதற்கு எந்த மருந்து’ என்று ஆராய்ந்து ‘ஆன்டிபயாட்டிக்’ மூலம் குணப்படுத்தப்படுகிறது. உடல் உறுப்புகளின் குறைபாடுகளினால் (பிறவியிலோ, பின்னாளிலோ, வாழ்நாளிலோ) ஏற்படும் நோய்களுக்கு அதைச் சரிசெய்யும் மருந்துகளும் அறுவைசிகிச்சை முறைகளும் பயன்படுத்தப்படுகின்றன. உடல்நோய் செயல்பாடு குறைகளினால் நோய் வருமானால் அதற்கு ஏற்ப செயல்பாடுகளைச் சரிசெய்யும் மருந்துகளும் அறுவை சிகிச்சைகளும் நோயைக் குணப்படுத்துகின்றன.

ஆங்கில மருந்துகளை கையாள்பவர்கள் எந்த நோயாளிகளுக்கு எதைக் கொடுக்கக்கூடாது, அதன் பக்கவிளைவுகள் என்ன? அதை யாருக்கெல்லாம் முன்னெச்சரிக்கையாகக் கொடுக்க வேண்டும்? யாருக்கு எவ்வளவு கொடுக்க வேண்டும்? இதையெல்லாம் அறிதல் அவசியம்.

ஆங்கில மருந்துகளுக்கு மட்டும் பக்க விளைவுகள் இருப்பதாக ஒரு தவறான கருத்து எல்லாத் தரப்பு மக்களிடமும் - அதிலும் கற்றவர்களிடம் அதிகம் இருக்கிறது. விளைவை ஏற்படுத்தும் ஒரு

வினைக்குத்தானே (மருந்துக்குத்தான்) பக்க விளைவும் இருக்க முடியும்.

நவீன மருத்துவம் என்பது அனுபவம் சார்ந்த (Experience Based) மருத்துவ முடிவுகளில் இருந்து சாட்சிகளையும் ஆதாரங்களையும் ஆதாரமாகக்கொண்ட (Evidence Based), மருந்துகளின் ஆளுமை (Efficacy), பாதுகாப்பு (Safety) மற்றும் அவற்றின் நோயைக் குணப்படுத்தும் தனித்திறமை (Appropriateness) என்ற அடிப்படையில் மருந்துகளின் நடைமுறை சாத்திய ஆராய்ச்சிகளை அடிப்படையாகக் கொண்டது.

மருந்து ((Drug) எனப்படுவது என்ன?

வெளியிலிருந்து செலுத்தப்படும் ஒரு வேதியியல் மூலக்கூறே மருந்து. அது அடிப்படையில் மனித குலத்துக்கு நன்மை செய்வதாக இருக்க வேண்டும். அதன் ஆளுமை, பாதுகாப்புத் தரம், விலை, தாராளமாகக் கிடைக்கும் தன்மை மற்றும் பக்க விளைவுகளும் எதிர்விளைவுகளும் மிகக் குறைவாக உள்ளது ஆகியன உறுதி செய்யப்பட வேண்டும்.

இத்தனை பாதுகாப்புகளையும் தாண்டி வெளிவரும் நவீன மருத்துவ மருந்துகளில் Good Manufacturing Practices (GMP) என்ற மிகச் சுத்தமான மருந்து தயாரிக்கும் விதிமுறைகளை மருந்துக் கம்பெனிகள் கடைப்பிடிக்கின்றனவா? அரசு இயந்திரம் கண்காணிக்கிறதா என்பது பெரிய கேள்விக்குறி! அதையும் தாண்டி வெளிவரும் நவீன மருத்துவ மருந்துகளை வளர்ந்த நாடுகளில் இருப்பதுபோல நவீன மருத்துவம் படித்த மருத்துவர்களின் பரிந்துரையின் பேரில் கையாளக் கற்ற மருந்தாளுநர்களிடம் (பார்மசிஸ்ட்) மட்டுமே கிடைக்கச் செய்ய வேண்டும்.

மக்கள் சர்வசாதாரணமாகப் பயன்படுத்தும் மருந்துகளின் குணாதிசயம், அதன் விளைவுகள், பக்க விளைவுகள் ஆகியவற்றை அடுத்து வரும் அத்தியாயங்களில் தெரிந்துகொள்வோம்!

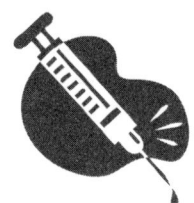

காய்ச்சலை குறைக்கும் மருந்து Anti pyretics

நவீன மருந்துகளில் பாரசிட்டமால் ஒரு சர்வரோக நிவாரணி. மிக நன்றாகக் காய்ச்சலை, உடல் வெப்பத்தை குறைக்கும் தன்மை உள்ளது. பிறந்த குழந்தை முதல் முதியோர் வரை உலகெங்கிலும் காய்ச்சலுக்குப் பயன்படுத்தப்படுகிறது.

குறைந்தபட்ச வலி நிவாரணி... அதனால்தான் தொலைக்காட்சியில் கூவிக்கூவி விற்கப்படும் அனைத்து வலி மருந்துகளிலும் பாரசிட்டமால் உண்டு!

வலி நிவாரணி, காய்ச்சலைக் குறைக்கும் தன்மை மற்றும் உடலின் மீது ஏற்படும் தாக்கம், நோய்க் கிருமிகள் மற்றும் காயங்களால் உடலில் ஏற்படும் உள், வெளி தாக்கங்களைக் குறைக்கும் தன்மை ஆகிய முக்கியமான மூன்று குணாதிசயங்களைக் கொண்டது இந்த மருந்து.

Willow bark (Salix Alba) என்ற மரப்பட்டையில் இருந்து எடுக்கப்பட்ட *Sodium Salicylate* என்ற காய்ச்சலைக் குறைக்கும் வலி மருந்துகள் 1875ல் கண்டுபிடிக்கப்பட்டன. பிறகு, 1947ல் *David Lester and Lean Greenberg* ஆகிய இருவரும் தயாரித்த சுத்திகரிக்கப்பட்ட பாரசிட்டமால் மருந்தை நவீன மருத்துவ உலகம் ஏற்றுக்கொண்டது.

மருத்துவர்கள் எழுதும் எல்லா வலி நிவாரணிகளிலும் வலி

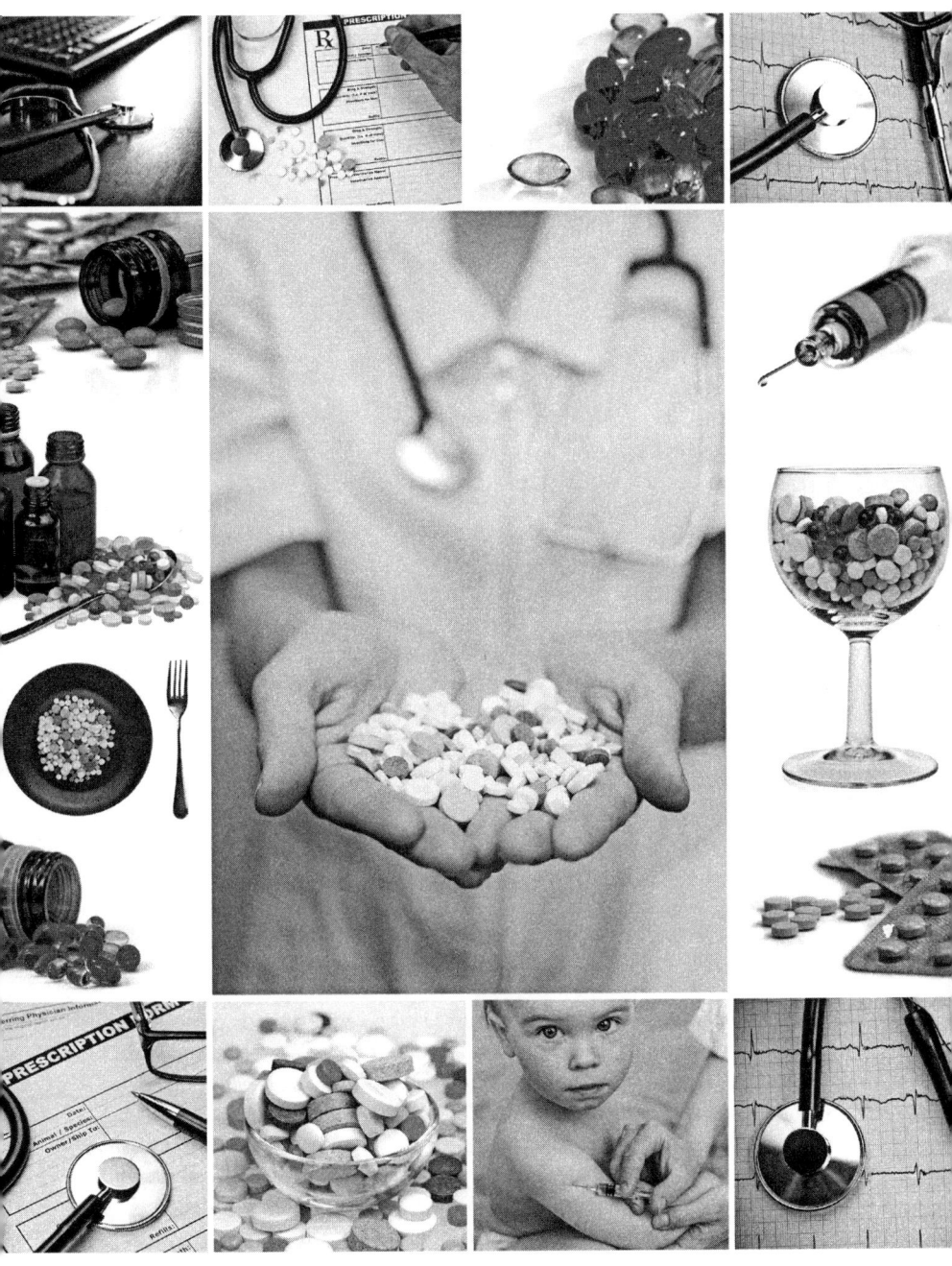

டாக்டர் மு. அருணாச்சலம்

கொஞ்சம் கவனம்...

1. குழந்தைகளுக்கோ, பெரியவர்களுக்கோ ஜுரம் என்றபின், அவரவருக்கு மருத்துவர் பரிந்துரைக்கும் அளவில் பாரசிட்டமால் உட்கொண்ட பின்னும் ஜுரம் இல்லை என்றாலும் மருத்துவமனை செல்வது நல்லது.
2. குழந்தைகளுக்கு 102 டிகிரிக்கு மேல் காய்ச்சல் என்றால் வலிப்பு நோய் வரும் அபாயம் இருப்பதால் மருந்து கொடுத்து மருத்துவமனைக்கு அழைத்துச் செல்ல வேண்டும். மருத்துவரிடம் எலெக்ட்ரானிக் தெர்மாமீட்டரில் எவ்வளவு அதிகபட்ச ஜுரம் இருந்தது என்பதைச் சொன்னால் போதுமானது. நிரூபிப்பதற்காக மருந்தைக் கொடுக்காமல் அழைத்துச் சென்று வலிப்பு வர வைக்க வேண்டாம்.
3. பாரசிட்டமாலை குறைந்தபட்சம் ஒரு டம்ளர் தண்ணீரோடு எடுக்க வேண்டும். வெறும் வயிற்றில் எடுப்பதை விட 2 பிஸ்கெட், பிரெட் துண்டுகள் அல்லது பழம், டீ, பால் என எடுத்துக்கொள்வது நல்லது.
4. எப்போதுமே நோயாளிகளுக்குத் தண்ணீர் அவசியம். ஜுரத்தை தணிக்கவே நிறைய தண்ணீர் அவசியம். காலை 6 மணி முதல் இரவு 7 மணி வரை அவரவர் எடைக்கு ஏற்ப 2 லிட்டர் வரை நீராகாரம் அவசியம். அது டீ, பால், தண்ணீர், ஜூஸ் (புளிப்புப் பழங்கள் தவிர்க்கவும்), கஞ்சி, சோறு வடித்த தண்ணீர் மற்றும் குளிர்ச்சி இல்லாத பழ பானங்களையும் எடுத்துக்கொள்ள வேண்டும். இரவு தூங்குவதற்கு 2 மணி நேரத்துக்கு முன்பாக நிறைய குடிக்கலாம். பொதுவாக, தூங்கும் முன் நிறைய தண்ணீர் குடிப்பதைத் தவிர்க்கவும். இல்லையெனில் சிறுநீர் கழிக்க அடிக்கடி எழுந்திருக்க வேண்டியிருக்கும்.
5. காய்ச்சலின் போது 48 மணி நேரத்துக்கு ஒரு முறை காய்ச்சல் குறையாமல் இருந்தால் மருத்துவரைப் பார்க்கவும்.

5 நாளில் மருத்துவரின் பரிந்துரையின் பேரில் ரத்தப் பரிசோதனை அவசியம். அதிலிருந்து 7வது நாளில் ரத்தப் பரிசோதனை மீண்டும் அவசியம். ஒரு வாரத்துக்கு மேல் தொடர்ந்தால் மருத்துவ மனையில் சேர்த்து பரிசோதனை செய்வது அவசியம்.

மருந்துகளுடன் பாரசிட்டமாலும் சேர்ந்தே இருக்கும். கடைகளில் காய்ச்சல், உடல் வலி, குளிர் நடுக்கம் என்று நீங்கள் கேட்டு வாங்கும்போது தனியாக ஒரு பாரசிட்டமால் (500-600மி.கி), வலி மருந்துடன் பாரசிட்டமால் 500... ஒரு மலேரியா மாத்திரை, ஒரு கிருமி மருந்து, ஒரு அலர்ஜி மாத்திரை என கை நிறைய தருவதை வாங்கி உட்கொள்ளும்போது ஆயிரம் முதல் 1,150 மி.கி. வரை பாரசிட்டமால் எடுத்துக்கொள்ளும் வாய்ப்பு இருக்கிறது. இது என்ன செய்யும் என்பதைப் பிறகு பார்க்கலாம்.

மருத்துவர் இல்லாத நேரங்களில் வெறும் பாரசிட்டமால் மட்டும் அவரவர் எடைக்கு ஏற்ப (குடும்ப மருத்துவர் உங்களுக்கு பரிந்துரைக்கும் அளவில்) காய்ச்சலுக்கு, உடல் வலிக்குத் தாராளமாகப் பயமின்றி எடுத்துக்கொள்ளலாம். சரியான அளவில் மீண்டும் 4-6 மணி நேர இடைவெளியில் எடுத்துக்கொள்ளலாம். பல் வலிக்காகவோ, அடிபட்ட வலிக்காகவோ, திடீர் உபாதைகளுக்கோ, முதலுதவி டப்பாவில் வைத்திருந்து எடுத்துக்கொள்ளலாம். ஆனால், அடுத்தவேளை மருத்துவர் இருக்கும் நேரம் அவரைச் சென்று பார்த்து பரிந்துரையின் பேரில்தான் மருந்துகள் உட்கொள்ள வேண்டும்.

காய்ச்சல் என்பது கிருமியின் தாக்கத்தால் மட்டுமே வரக்கூடியது. உடலில் நோய் எதிர்ப்புச் சக்தி முடிந்த மட்டும் போராடி தோற்றபின் மட்டுமே காய்ச்சலாக வரக்கூடியது.

அந்தக் கிருமி என்ன என்பதை மருத்துவர் உறுதி செய்து அவரது பரிந்துரையின் பேரில் மருந்து உட்கொள்ள வேண்டும்.

இந்த மருந்தை எடைக்கேற்ப 1015 mg / kg நான்கில் இருந்து 6 மணி நேரத்துக்கு ஒருமுறை அல்லது 60 mg / kg நான்கு முறைகளாகப் பிரித்து ஒரு நாள் முழுவதும் தரலாம். பிறந்த குழந்தைகளுக்கு ஒரு வயது வரும் வரை அல்லது 10 Kg எடை வரும் வரை பாரசிட்டமாலை சொட்டு மருந்தாகவும் தரலாம்.

கைக்குழந்தைகள் எனில் 4 முதல் 6 மணி நேரத்துக்குள்ளாக குழந்தை மருத்துவரையோ, குடும்பப் பொதுநல மருத்துவரிடமோ ஜுரம் குறைந்தாலும் காண்பிக்க வேண்டும். ஒரு வயதுக்கு மேலாக அல்லது 10 Kg எடைக்கு மேலாக இருக்கும் குழந்தைகளுக்கு 20 Kg எடை இருக்கும் வரை பாரசிட்டமால் மருந்தாக 60 ml suspension இருக்கும் அளவு ஒரு முறை கொடுக்கலாம். ஜுரம் அதிகமாக இருக்கும் பட்சத்தில் 4 மணி நேரத்துக்கு ஒரு முறை கொடுக்கலாம்.

உடல் எடை 20 Kg லிருந்து 30 Kg இருக்கும் வரை 250 Mg, 30Kg ல் இருந்து 40 Kg வரை 325 Mg, 40 Kgக்கு மேல் 500 Mg, 60 Kg க்கு மேல் 650 Mg என்ற அளவில் பாரசிட்டமாலை மட்டும் வீட்டிலேயே தேவையான அளவு வாங்கி வைத்து காய்ச்சல் மற்றும் தலைவலி, உடல் வலி, பல்வலி, மூட்டுவலி போன்ற முதலுதவி மருந்தாக எடுத்துக்கொண்டு, 12 முதல் 24 மணி நேரத்துக்குள் குடும்ப பொது நல மருத்துவரைப் பார்க்க வேண்டும்.

பாரசிட்டமால் 1000 mg மருந்தாக வலி நிவாரணியாக உபயோகிக்க 12 மணி நேரத்துக்கு வேலை செய்யும் மருந்துகளாக இப்போது கிடைக்கின்றன. அவற்றை மருத்துவரின் பரிந்துரையில் உட்கொள்ளலாம்.

இது தவிர ஊசியாகப் போடப்படும் பாரசிட்டமாலை விட ஆசனவாயில் வைக்கப்படும் பாரசிட்டமால் (Suppository)

பாதுகாப்பானது. குளிர்சாதனப் பெட்டியில் 1 முதல் 8 டிகிரியில் வைத்திருக்க வேண்டும். 80 Mg (6 மாத குழந்தை - 6 முதல் 8 Kg), 125 Mg (8 முதல் 12 Kg), 170 Mg (12 முதல் 16 Kg), 250 mg (17 முதல் 22 Kg) என்ற அளவில் ஒரு நாளைக்கு 3 அல்லது 4 முறைக்கு மேல் பயன்படுத்தக்கூடாது. ஒரே நாளில் 102 டிகிரிக்கு மேல் இருந்தால் மட்டுமே, வாய்வழி மருந்து வேலை செய்யாத பட்சத்தில் (பாரசிட்டமால் ஊசியாகச் செலுத்துவதற்குப் பதிலாக) குழந்தைகளுக்கு இந்த மருந்தை ஆசனவாயில் வைப்பதன் மூலம் குணப்படுத்தலாம். ஆசனவாயில் ரத்தக்குழாய்கள் அதிகமாக இருப்பதாலும் மூடிய பகுதியாக இருப்பதாலும் சூடாக இருப்பதால், மெழுகு போன்ற இந்த மருந்து ஆசனவாய் சூட்டிலேயே இளகி, உருகிய மருந்தை ரத்தக்குழாய்களின் மூலம் வேகமாக உறிஞ்சுவதால் ஜுரம் குறையும் தன்மை அதிகமாகக் காணப்படுகிறது. ஒரு வேளை இந்த மருந்தை பயன்படுத்தி ஜுரம் குறைந்தாலும், குழந்தையை மருத்துவரிடம் காண்பித்து ஆலோசனை பெறுவது நல்லது. பிறந்து 2 மாதம் வரை குழந்தைகளுக்கு இதைப் பயன்படுத்தக்கூடாது.

மிகவும் தெரிந்த மருந்தாக இருக்கும் பாரசிட்டமாலை யாருக்கு எல்லாம் கொடுக்கக்கூடாது?

யாருக்கு பாரசிட்டமால் அலர்ஜி இருக்கிறதோ அவர்கள் தவிர்க்க வேண்டும். ஈரல் மற்றும் சிறுநீரகப் பாதிப்பு இருப்பவர்களுக்கு மருத்துவரின் பரிந்துரையின் பேரில் மட்டுமே கொடுக்க வேண்டும்.

பாரசிட்டமால் மக்களுக்கு நன்றாக அறியப்பட்ட ஒரு மருந்தாக இருந்தாலும், அதை உட்கொள்பவர்களுக்குக் குமட்டல், வாந்தி, மேல் வயிற்றுவலி, சருமத்தில் தட்டையாக அல்லது வேர்க்குரு போன்ற மாற்றங்களுடன் அரிப்பு ஏற்படலாம். இந்த மருந்தை மேலே சொன்ன அளவுக்கு அதிகமாக ஒரே நாளிலோ, ஓரிரு நாட்களிலோ எடுத்துக்கொண்டால் ஈரல் கெட்டுப்போய், சிறுநீரகம் வேலை செய்ய மறுக்கவும் செய்யலாம். இந்தப் பக்க விளைவு குடிகாரர்களுக்கும், மிக அதிகமாகத் தொடர்ந்து குடிப்பவர்களுக்கும் ஏற்படலாம். நீண்ட நாட்கள் எடுத்ததெற்கெல்லாம் தொடர்ந்து உபயோகிப்பவர்களுக்கு சிறுநீரகப் பாதிப்பும் ஏற்படலாம். அப்படிப் பாதிப்புக்கான அறிகுறி தென்படும்பொழுது உடனடியாக மருத்துவரைப் பார்ப்பது நல்லது.

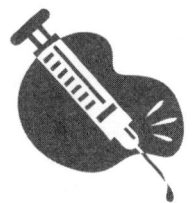
வலி நிவாரணிகள்
Analgesics

காலையில் பத்திரிகையில் படிக்கும் ஒவ்வொரு செய்தியிலும் நமக்கு ஒரு சிறிய தகவலோ அல்லது எச்சரிக்கையோ இருக்கும். அது யாருக்கோ நடந்தது, நமக்கு நடக்காது என்று நாம் மிகவும் முன்னெச்சரிக்கையாக இருப்பதாக நினைத்து அலட்சியப்படுத்துவோம்.

பேருந்துப் படிகளில் பயணம் செய்த மாணவன் விழுந்து இறந்து போன சம்பவத்தைப் படிக்கும்போது படிகளில் பயணம் செய்தால் கீழே விழுந்தோ அல்லது அடிபட்டோ இறந்துபோகும் அபாயமுண்டு என்பதைச் செய்தியை வாசிக்கும் ஒவ்வொருவரும் உணர வேண்டும். ரயில் நிலையங்களிலோ, ரயிலைக் கடக்கும் போதோ, சிக்னலை கவனிக்காமல் செல்லும் ஒவ்வொருவருக்கும் மரணம் நிச்சயம் என்பதை அந்தந்த செய்திகள் உணர்த்தி இருக்க வேண்டும்.

குரோம்பேட்டையில் *Combiflam* என்ற வலிமருந்தை மருத்துவரின் பரிந்துரையின் பேரில் எடுத்துக்கொண்ட நோயாளிக்கு உடல் முழுவதும் கொப்புளங்கள் ஏற்பட்டன. இது போன்ற பக்கவிளைவு, ஒவ்வாமை நமக்கும் ஏற்படலாம். எனவே, ஒவ்வாமை குறித்த கேள்விகளுக்கு மருத்துவமனையில் தவறாமல் சரியாகப்

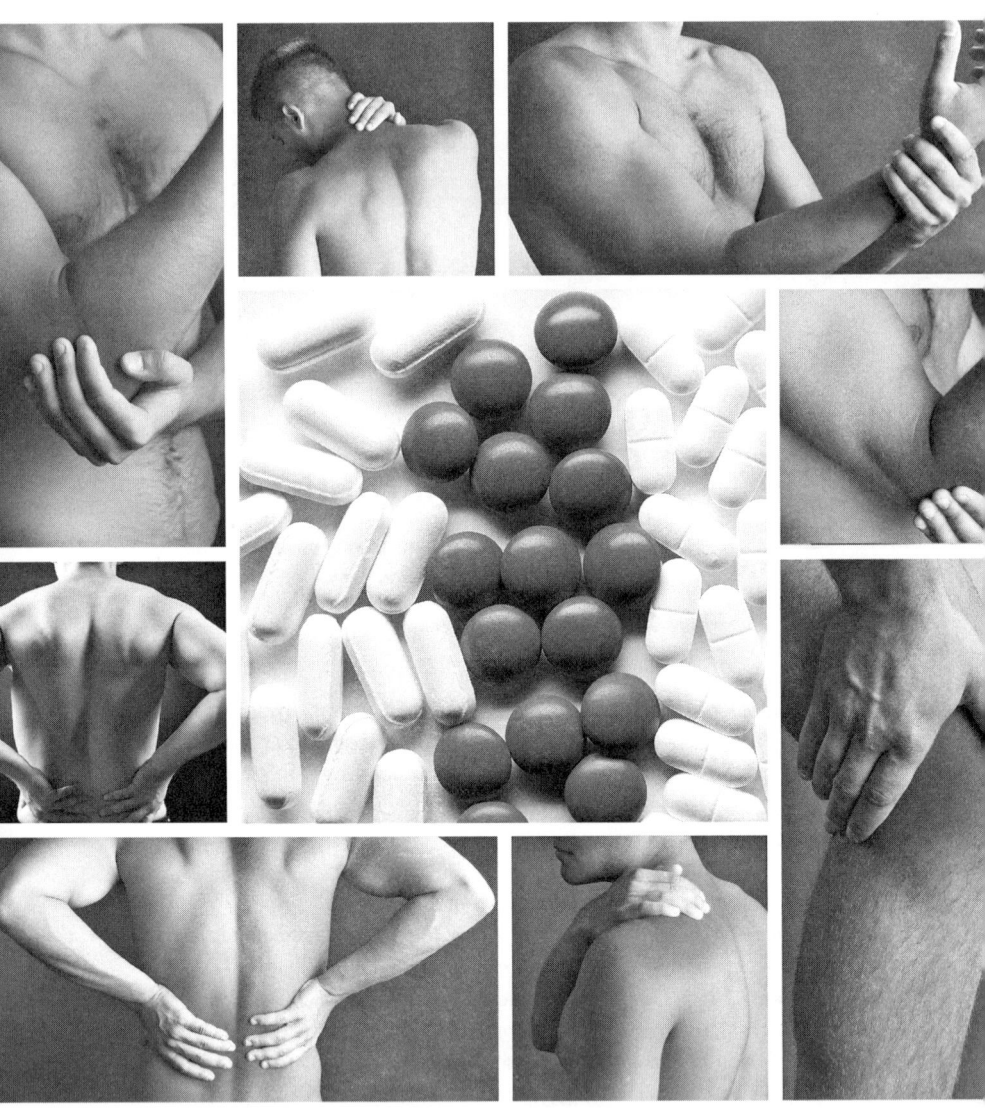

பதில் அளிக்க வேண்டும். வலி மருந்துகளை மருத்துவரின் பரிந்துரையின் பேரில் மட்டுமே எடுத்துக்கொள்ள வேண்டும். 2 ஆண்டுகளுக்கு முன் திருச்சியில் உயிர் இழந்த ஒருவரின் உடலில் இருந்து எடுக்கப்பட்ட கிட்னி (சிறுநீரகம்), சிறுநீரகக் கோளாறுடன் இருந்த இளம் நோயாளியின் உயிரைக் காப்பாற்றிய செய்தியைப் படித்திருப்பீர்கள். மாற்றுச் சிறுநீரகம் பொருத்தி காப்பாற்றப்பட்ட

இளம் நோயாளி முட்டி வலிக்காகத் தொடர்ந்து டைக்லோஃபினக் (Diclofenac) என்ற வலி மருந்தை மருத்துவரின் பரிந்துரையில்லாமல் உட்கொண்டதே காரணம் என்பதை எல்லோருக்கும் தெளிவுபடுத்தி இருக்க வேண்டும்.

நோயாளிக்கு வலி மருந்துகளால் சிறுநீரகம், ஈரல், மற்ற உறுப்புகள் பாதிக்கப்படவில்லை என்பதை முகத்தை, கால்களை, உடலைப் பார்த்தே சந்தேகப்படுவது... அதோடு, ரத்தப் பரிசோதனை (Clinical Diagnose) மூலம் அவ்வப்போது வலி நிவாரணிகளாலும் மற்ற நோய்களுக்கு உட்கொள்ளும் மருந்துகளாலும் சிறுநீரகம், ஈரல், இரைப்பைக்கு ஏற்படும் பாதிப்புகளையும் பக்க விளைவுகளையும் மருத்துவர் உறுதி செய்துகொள்ள வேண்டும்.

NSAID (NON Steroidal Anti Inflammatory Drugs) எனப்படும் வலி நிவாரணிகள் எல்லாத் துறையைச் சேர்ந்த மருத்துவர்களாலும் அதிகம் எழுதப்படும் மருந்துகளில் ஒன்று. இந்த மருந்துகளே மருந்துக் கடைகளில் மருத்துவரின் ப்ரிஸ்க்ரிப்ஷன் இல்லாமல் மிக அதிகமாக (Schedule H) விற்பனை செய்யப்படுகின்றன.

வலி வந்த பிறகு எப்படியாவது அந்த வலியைப் போக்குவதற்கு யார் என்ன கொடுத்தாலும் சாப்பிட்டு வலியைப் போக்கிக்கொள்ள மட்டுமே தோன்றும். கொடுப்பவர் நவீன மருத்துவரா? நவீன மருந்தாளுநரா? மருந்துக் கடையில் மருந்து கொடுக்கும் கடைப் பையனின் கல்வித் தகுதி என்ன? இவையெல்லாம் வலிக்கும்போது தெரிவதில்லை. ஆனால், *Indian drugs & Cosmetics Act* படி *(rules 65 - 97)* இவை *Schedule H* என்ற பிரிவின் கீழ் மருத்துவரின் பரிந்துரையின் கீழ் மருந்துச் சீட்டில் மட்டுமே தரப்பட வேண்டும்.

Prescription drugs
Diclofenac
Ibuprofen
Indomethacin
Naproxen
Nimesulide
Etodolac

இந்த மருந்துகள் சிறந்த வலி நிவாரணிகளாக இருந்தாலும் எடுத்ததற்கெல்லாம் சாதாரண களைப்புக்கெல்லாம் இவற்றை உட்கொள்ளக்கூடாது. அடிபட்ட, இடித்துக்கொண்ட, விழுந்து ஏற்படும் காயம், அசைக்க முடியாத கை, கால், இடுப்பு வலி, சுளுக்கு என நம் இயல்பான வாழ்க்கைக்குத் தடையாக இருக்கும் இயலாமைக்கு மட்டுமேயான வலி மருந்துகளுக்குக்கூட மருத்துவரை நாடுவதுதான் சரி. சராசரியாகப் பத்துக்கு நான்கு பேர் 30, 35 வயதுக்கு மேல் உள்ள பெண்கள் மருத்துவரை அணுகுவது காரணம் இல்லாத வலிகளுக்குத்தான். மன அழுத்தம், தாங்கமுடியாத பொருளாதாரப்

பிரச்னைகள், உறவுகளுக்கு இடையிலான சச்சரவுகள் மற்றும் பூதாகரமாக்கப்பட்ட நாளைய பிரச்னைகளுக்கான பயம் போன்ற உள்ளுணர்வுகளும், உடல் வலியாக *(Psychosomatic pain)* உணரப்பட்டு சித்தரிக்கப்படுகின்றன.

உடல் வலி மருந்துகள் ஒவ்வொன்றுக்கும் என்று தனித்தனியாக ஒரு நாளுக்கான அளவுகள், உட்கொள்ளும் ஒரு வேளைக்கான அளவுகள் மருந்துக்கு மருந்து மாறுபடும். சில மருந்துகள் *50mg* இருக்கும். ஒரு வேளை அளவு*(dosage)* சில மருந்துகளுக்கு *400mg*ம் ஒருசில மருந்துகளுக்கு *100mg* எனவும் இருக்கும். வலி மருந்துகள் அனைத்தும் தனியாகவோ, பாரசிட்டமால் சேர்த்தோ தரப்படுகின்றன. அதனால், மருத்துவரிடம் ஓவர்டோஸ் கொடுக்க வேண்டாம் என்று கூறுவது போல் முட்டாள்தனம் இருக்க முடியாது. அந்தந்த மருந்துகளுக்கான டோஸில் மருந்துகள் தயாரிக்கப்பட்டு வருவதால் ஓவர்டோஸ் எழுத முடியாது.

வலி மருந்துகளை முக்கியமாக வெறும் வயிற்றில் தண்ணீர் இல்லாமல் உட்கொள்ளும்போது உணவுக்குழாய் புண்ணானால் நெஞ்சுகரிச்சலும், இரைப்பை புண்ணானால் வயிற்றுவலியும், புண் ஆழமானால் ரத்தக்கசிவும் ஏற்படலாம். ஒரு வேளைக்கான, ஒரு நாளுக்கான வலி மருந்துகளை அளவைத் தாண்டி எடுத்துக் கொள்ளக் கூடாது. பல்வேறு வலி மருந்துகளைச் சேர்த்தும் எடுத்துக் கொள்ளக்கூடாது.

வலி மருந்துகள் எல்லா உறுப்புகளிலும் பக்க விளைவுகளை ஏற்படுத்தலாம். எந்த விளைவையும் ஏற்படுத்தாமல் ஒத்துக் கொள்ளும் பெரும்பாலானவர்களுக்குப் பிரச்னை இல்லை. ஒத்துக் கொள்ளாத பட்சத்தில் ஈரல், சிறுநீரகம், நுரையீரல், உணவுக் குழாய், ரத்தம் மற்றும் தோல் என எல்லா உறுப்புகளிலுமே பக்கவிளைவுகள் ஏற்படலாம்.

வலி மருந்துகளுக்கு என்று மிக மோசமான பக்க விளைவுகள் உண்டு. முக்கியமாக வயிற்றுவலி, இரைப்பைப் புண், குடல்புண், தோல் அலர்ஜி மற்றும் உயிரைக் கொல்லக்கூடிய உடனடியாக மருத்துவ உதவியை நாடக்கூடிய ஷாக் *(Anaphylactic shock)* போன்ற பக்கவிளைவுகளும் வரலாம்.

மூச்சுத் திணறல் ஏற்படலாம். ஆனால், இது யாருக்கு ஒத்துக் கொள்ளவில்லையோ அவர்களுக்கு மட்டுமே பொருந்தும். ஆகவே முதல் முறை ஒவ்வாமை ஒரு மருந்துக்கு ஏற்படும்போது அந்த மருந்தின் ரசாயனப் பெயரை தெரிந்து எழுதி வாங்கி வைத்துக் கொள்வது, பிறகு மருத்துவரிடமோ, மருந்தாளுநரிடமோ, மருத்துவமனை சேவகர்களிடமோ, அதை மீண்டும் மீண்டும் கேட்கும் இடங்களில் எல்லாம் சொல்லுவது அவசியம். நோயாளிகள் மருந்தின் அலர்ஜி பற்றி தெரிந்தும் சொல்லாமல் விட்டால்

அது நோயாளியின் தவறு. சொல்லியும் மருந்து தரப்பட்டால் தருபவர் மீது தவறு. தவறு யாருடையதாக இருந்தாலும் ஒவ்வாத மருந்தை மீண்டும் எடுத்துக்கொண்டால் நோயாளிகளுக்குப் பக்க விளைவுகள் மிக மோசமாகலாம்.

வலி மருந்துகளை ரத்தக் கொதிப்பு மருந்துகளுடன் உட்கொள்ளும்போது ரத்தக் கொதிப்பைக் குறைக்கும் திறன் குறையும். இவ்விரு மருந்துகளுக்கும் இடைவெளி அவசியம்.

வலிமருந்துகளைக்கர்ப்பிணிகளுக்குத்தரவே கூடாது. முதல்மூன்று மாதங்களுக்குக் கர்ப்பிணிப் பெண்களுக்கு அவ்வாறு தரும்போது அன்னப்பிளவு *(cleft plate)* என்ற பிளவுற்ற மேல்தாடை நோய் குழந்தைகளுக்கு ஏற்படலாம். மருத்துவர்கள் இதில் கவனத்துடன் இருப்பார்கள். ஆனால், மற்றவர்கள் தரும்போது குழந்தைகளுக்கு வலி மருந்துகளில் சில மருந்துகளே பரிந்துரைக்கப்பட்டுள்ளன. முதியோருக்கு அதற்கு முன் ஒத்துக்கொண்ட வலி மருந்துகளை அதே அளவில் உட்கொண்டால்கூட கை, கால்களில் வீக்கம், முகத்தில் வீக்கம் என வருமானால் சிறுநீரகம், ஈரலும் பாதித்திருக்கின்றன என்று அர்த்தம். இதை மருத்துவரிடம் உடனடியாகத் தெரிவிப்பதும் வலி மருந்துகளைத் தவிர்ப்பதும் அவசியம்.

வலிக்கு நிவாரணம் கிடைத்துவிட்டால் பலரும் மருத்துவரை அணுகுவதை தவிர்த்துவிடுகிறார்கள். இதனால் சில சருமக் கட்டிகள் மருந்துகளால் குணமாவதைத் தாண்டி அறுவை சிகிச்சை நோய்களாக மாறிவிடுகின்றன. நெஞ்சுவலி போன்ற நோய்களுக்கு வலிநிவாரணி எடுத்துக்கொண்டு மாரடைப்பு போன்ற மீள முடியாத இழப்புகளும் ஏற்படுகின்றன. சரும அலர்ஜி முதல் உறுப்புகள் செயல் இழப்பு வரை எதுவும் ஏற்படலாம். உடனடியாக மருத்துவரை அணுகுவது மிகமிக முக்கியம்.

சுய மருத்துவம் செய்துகொள்ளும் போது வலி மருந்துகளால் வலி குணமடைந்து நிவாரணம் அடைந்தாலும் மருத்துவரை ஆலோசித்து வலிக்கான காரணங்களைத் தெரிந்துகொள்வது அவசியம்.

அன்றாடம் உடற்பயிற்சி செய்தால் வலி நிவாரணிகளைத் தேட வேண்டியது இருக்காது. உணவால் வலி வராது... அன்றாட உடற்பயிற்சி இன்மையால் வலி வரும்.

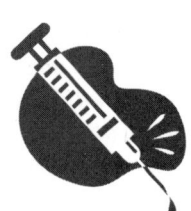

நெஞ்சு கரித்தல் மருந்துகள் Antacids

ஒரு காலத்தில் விருந்துகளில் வயிறு புடைக்க உண்ட உணவு ஜீரணிக்க வெற்றிலை, பாக்கு, சுண்ணாம்பு என தாம்பூலம் தந்து உபசரித்தார்கள். இன்று ராஜஸ்தானி ஜிப்பாவுடன் தலையில் டர்பன் கட்டியவர் திருமண வீடுகளில் கடைசி உபசரிப்பாளனாக பீடா தருகிறார். அதோடு, தொலைக்காட்சி விளம்பரம் பார்த்துவிட்டு Pfizer கம்பெனியின் Gelusil MPS, Abbott கம்பெனியின் Digene, GSK கம்பெனியின் Eno போன்ற மாத்திரைகளும் மருந்துகளும் தாராளமாக உணவோடு சாப்பிடும் விருந்தாக மாறிவிட்டன.

பொதுவாக நல்ல மனநிலையில் இருப்பவர்களுக்கும் வேளாவேளைக்கு நேரம் தவறாமல் சாப்பிடுபவர்களுக்கும் எப்போதும் அளவோடு உண்பவர்களுக்கும் உணவு ஜீரணமாவது எளிது. திட உணவான சாதம், காய்கறிகள், மாமிச உணவு மற்றும் வறுவல், பொரியல்களுடனான உணவைக் கூழாக்கி, திரவ உணவாக மாற்றி, உணவுக்குழாயின் ரத்தக்குழாய்கள் மூலமாக உறிஞ்ச *(Hcl)* ஹைட்ரோகுளோரிக் அமிலம் இரைப்பையில் சுரந்து ஜீரணமாதல் நடக்கிறது.

உணவு நேரம் தவறி தாமதமாக உணவு அருந்துவதாலும் அளவுக்கு அதிகமாக உண்பதாலும் அந்த உணவில் அளவுக்கு

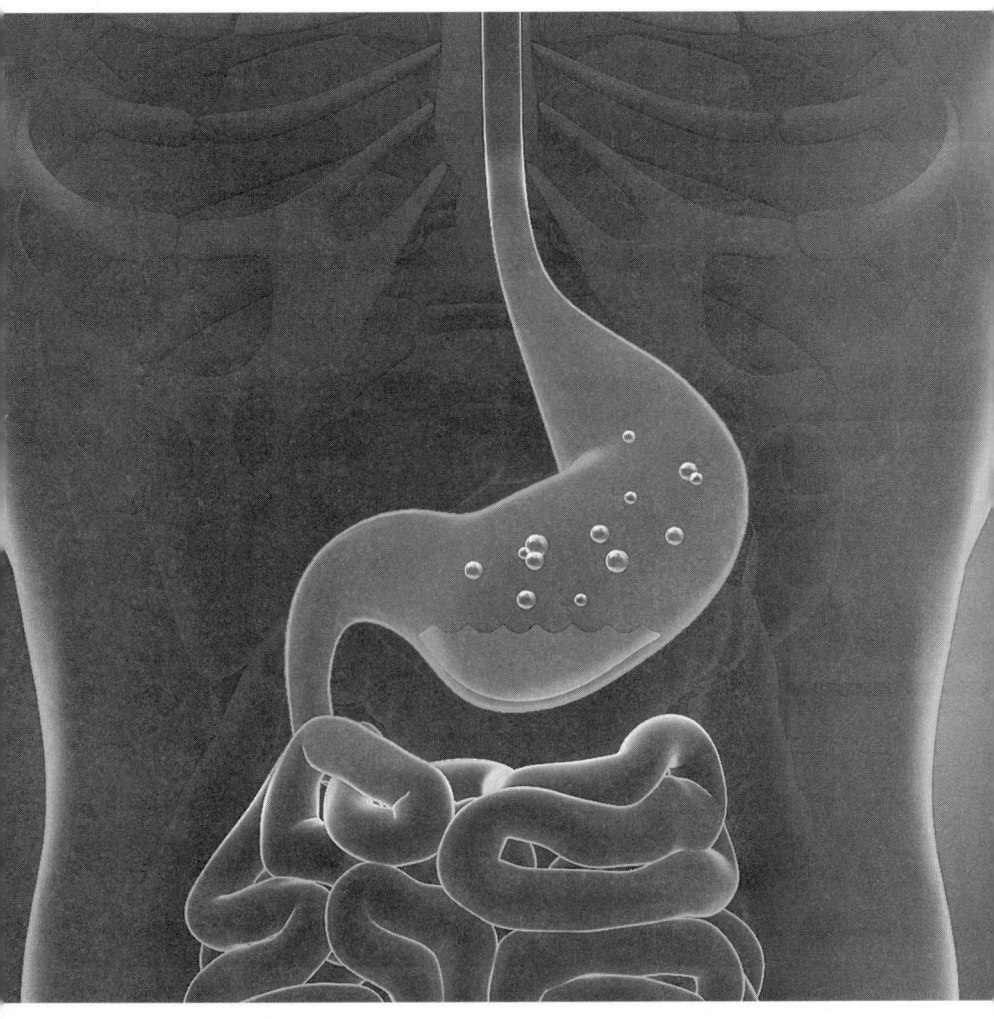

அதிகமாக எண்ணெய், காரம், புளிப்பு இருப்பதாலும் வலி மருந்து உட்கொள்ளுவதாலும் அதிகமாக அமிலம் சுரந்து வலி வரலாம். மேலே கூறிய எந்தக் காரணமும் இல்லாமல் இருப்பவர்களுக்குக்கூட மன அழுத்தத்தினால் மட்டுமே இப்பிரச்னை ஏற்படலாம். எல்.கே.ஜி. குழந்தைக்குக்கூட பரீட்சை நேரத்தில் வயிற்றுவலி ஏற்படுவது இதனால்தான்.

அமிலம் அதிகமாக சுரப்பதனால் நெஞ்சு கரித்தலோடு, நடு நெஞ்சில் வலி, இரைப்பை வலி, மேல் வயிறு வலியும் ஏற்படலாம்.

டாக்டர் மு. அருணாச்சலம்

மாரடைப்பு போன்ற உயிர்க்கொல்லி நோய்க்குக்கூட நடுநெஞ்சுவலி, எரிச்சல், நெஞ்சு கரித்தல் போன்ற அறிகுறிகளே இருக்கும். இந்த அறிகுறிகளுக்காக ஆன்டாசிட் மருந்துகளை உட்கொள்ளுவதும் சரியல்ல. உடனடியாக மருத்துவரிடம் பரிசோதிப்பதே நல்லது.

இப்பிரச்னையை ஆன்டாசிட் *(Antacid)* எனப்படும் மருந்துகள் மூலம் குணப்படுத்தலாம். இது இரைப்பையின் அதிக அமிலத்தன்மையை *(Hyperacidity)* சமன்படுத்த உதவுகிறது. அமிலத்தன்மை அதிகமானால் அது இரைப்பையின் சுவரை அரித்து புண்ணாக்கும். பொதுவாக அமிலத்தன்மைக்கு இரைப்பையின் சுவர்கள் மற்றும் குடலின் ஆரம்பப் பகுதியின் *(Duodenum)* சுவர்கள் பாதுகாப்புத் தன்மை உடையவை. உணவுக் குழாயிலோ *(Oesophagus)*, குடலின் மற்ற பகுதிகளிலோ அமிலத் தன்மைக்குப் பாதுகாப்பு கிடையாது. அதனால், நேரம் தவறி சாப்பிடும்போது அமிலம் அதிகமாக சுரந்து, தாமதமான உணவுடன் உணவுக்குழாய்க்கு வரும்போது நெஞ்சு கரித்தல், ஏப்பம் போன்றவை ஏற்படுகின்றன. உணவுக்குழாயில் அமிலம் படும்போது உணவுக்குழாய் புண்ணாகிறது. இதுவே குடலிலும் ஏற்படுகிறது.

அதே நேரத்தில் *Digene (Mg 185mg Al 830mg), Gelusil (Mg 250mg Al 250mg)* போன்ற மருந்துகளில் அதிக அமிலத்தன்மையை நடுநிலையாக்கும் அலுமினியம், மெக்னீசியம் போன்ற காரத்தன்மையுடைய உலோகங்களே உள்ளன. இப்போது, 'ஒரே வேளை' மருந்தில் அமிலம் சுரக்கும் சுரப்பிகளை நிறுத்தும் *Proton pump inhibitors (PPIs)* மருந்துகள் இருப்பதால், ஒவ்வொரு வேளை உணவுக்கு முன்னும் அமிலத் தன்மையைக் குறைத்து நடுநிலையாக்கும் *Digene, Gelusil* போன்ற மருந்துகளைத் தொடர்ந்து உட்கொள்ள வேண்டும் என்ற அவசியமில்லை. மருத்துவர்கள் இந்த ஆன்டாசிட் மருந்துகளை, பட்ட இடத்தில் மரத்துப்போகச் செய்யும் நவீன மருந்துகளாக ஓரிரு வேளை அல்லது ஓரிரு நாள் மட்டும் உட்கொள்ளத் தருவதால் *Digene, Gelusil, Eno* போன்ற மருந்துகளை விளம்பரங்கள் வாயிலாக கூவிக் கூவி விற்கிறார்கள். ஆனால், மாரடைப்பு போன்ற உயிர்க்கொல்லி நோய்க்குக்கூட இதே மாதிரியான நடுநெஞ்சுவலி, எரிச்சல், நெஞ்சு கரித்தல் போன்ற அறிகுறிகளே இருக்கும். இந்த அறிகுறிகளுக்காக கை வைத்தியமும் ஆன்டாசிட் மருந்துகளை மட்டும் உட்கொள்ளுவதும் சரியல்ல. உடனடியாக மருத்துவரிடம் பரிசோதிப்பதே நல்லது.

ஆன்டாசிட் மருந்துகளை இரைப்பை, உணவுக்குழாய்ப் புண்ணைக் குணப்படுத்தும் மருந்தாகப் பயன்படுத்துவதை குறைத்துள்ளனர். ஏனெனில், இதை ஒரே நாளில் அடிக்கடி

அதிக அளவில் எடுத்துக்கொள்ள வேண்டி இருப்பதுதான். உணவுக்குழாயின் பாதிப்புகளைக் குறைப்பதற்காகவே மருத்துவர்கள் இதைத் தவிர்க்கின்றனர். எதுக்களிப்பை ஏற்படுத்தும் *(Gerd – Gastro Esophageal Reflux Disease)* நோயிலிருந்து ஆன்டாசிட் மருந்துகள் விரைவாகக் குணம் அளித்தாலும் நோயைக் குணப்படுத்துவதில்லை.

பக்க விளைவுகள்?

இதிலுள்ள மெக்னீசியம் வயிற்றுப்போக்கு உபாதையைத் தரலாம். வயிற்று அசைவைக் குறைக்கும். அலுமினியம் உப்போ மலச்சிக்கலை உருவாக்கும். வயிற்று அசைவைக் கூட்டும்.

ஆன்டாசிட் மருந்துகளைத் தினசரியோ, அடிக்கடியோ அதிகமாக உட்கொள்ளுவதன் மூலம் பல மருந்துகளின் (இரைப்பையிலிருந்து ரத்தத்தில்) ஊடுருவும் திறன் குறையும்... மற்ற மருந்துகளின் செயல்படும் சக்தி குறையும். அதனால், ஆன்டாசிட் மருந்துகளை வெறும் வயிற்றில் உட்கொண்டு உணவுக்குப்பின் மற்ற மருந்துகளை உட்கொள்ளலாம்.

இந்த மருந்துகளைச் சிறுநீரகக் குறைபாடு உள்ளவர்களோ, இதய நோய் உள்ளவர்களோ, உப்பு குறைவாக சாப்பிட அறிவுறுத்து பவர்களோ மருத்துவரின் பரிந்துரையின்பேரில் மட்டுமே உட்கொள்ள வேண்டும். அலுமினியம், மெக்னீசியம் போன்றவற்றை உள்ளடக்கிய *Gelusil, Digene* போன்ற மருந்துகளை பீடா போலவோ, மிட்டாய் போலவோ சாப்பிடுவது மிகப்பெரிய தவறு. சிறுநீரகப் பிரச்னைகளும் வரக்கூடும். 'அளவுக்கு மிஞ்சினால் அமிர்தமும் நஞ்சு' என்ற பழமொழியை நினைவுபடுத்திக்கொள்ளவும்!

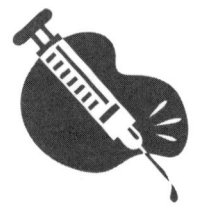
ஆன்டிபயாடிக்குகள்
Antibiotics

நவீன மருத்துவத்தின் விஞ்ஞானக் கொடையாக நமக்குக் கிடைத்த ஆன்டிபயாடிக்குகள் (Antibiotics), அறுவைசிகிச்சை முறைகளும் மிக முக்கியமானவை. இவையே மனிதகுலத்தின் 90 சதவிகித நோய்களுக்கு தீர்வாக அமைகின்றன.

பல்வேறு நோய்கள் கிருமிகளால் ஏற்படுகின்றன என்று அறியப்பட்டிருக்கிறது... எனினும் கெட்ட காற்று, வாயு, பித்தம், தீயவினைகளால் நோய் உண்டாவதாக நம்பிக்கொண்டு, கைக்குழந்தைகளையும் இளந்தாய்களையும் இன்றும் வேப்பிலையுடன் நவீன மருத்துவரிடம் அழைத்து வருகிறது நம் சமுதாயம். பல நோய்களுக்கும் நவீன மருத்துவரிடம் தீர்வு இருப்பதாக நம்பிவருவதுதான் கடவுள் நம்பிக்கையின் உச்சகட்டம்.

ஆரம்ப காலத்தில் ஆன்டிபயாடிக்குகள் நுண்ணுயிரிகளிலிருந்து கிடைத்தன. இவை மனித உடலில் நுண்ணுயிரிகளின் வளர்ச்சியைத் தடுக்கவோ, குறைக்கவோ, கொல்லவோ பயன்படுத்தப்படுகிறது. உடலில் ஏற்படும் எல்லாக் காயங்களும் கிருமிகளால் ஏற்படும் அனைத்து நோய்களும் உடலின் நோய் எதிர்ப்புச் சக்தியைப் பொறுத்து, தானாகவே கிருமிகளை ஒழிக்க போராடி உடல் தோற்றுப்போகும் பட்சத்தில் என்ன ஆகும்? கிருமிகளால் உருவாகும் நோய், கிருமிகள் ஒன்றிலிருந்து பல நூறாக, லட்சங்களாக,

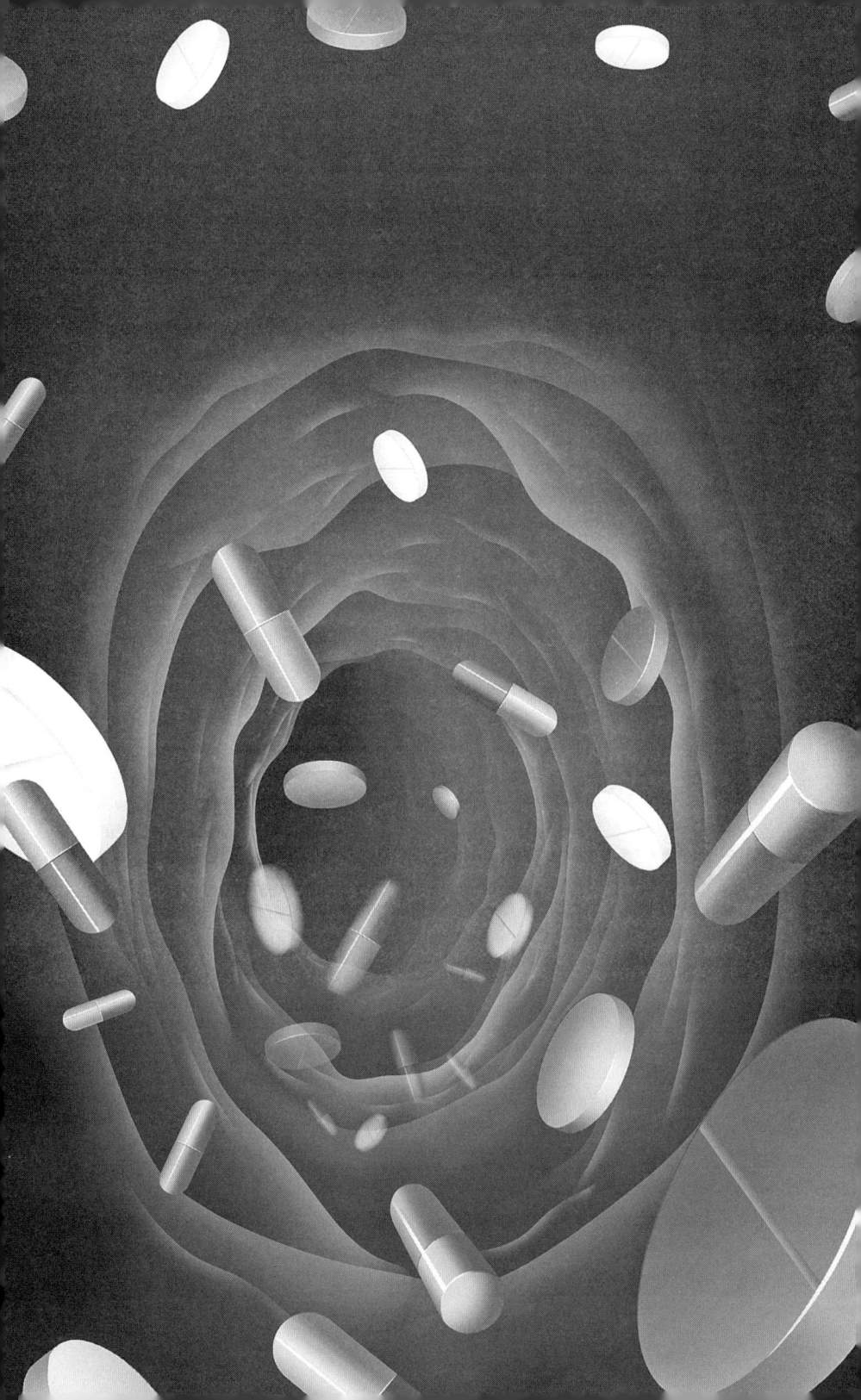

D	Dosage should be Adequate
E	Ensure Monotherapy
M	Microbiology Assistance (change or stop as per culture report)
A	Appropriate Duration
N	Narrow Spectrum
D	Drugs combination to be avoided.

கோடிகளாக, ஓரிடத்தில் மட்டுமல்லாது, உடல் முழுக்க பரவி (sepsis), நோயின் வீரியம் அதிகமாகி நோயாளி இறந்துபோகக்கூட நேரிடும்.

முதன்முதலாக மருத்துவ ஆராய்ச்சியாளர் எர்லீஷ், சில சாயம் மற்றும் உலோகங்களுக்குக் ஆன்டிபயாடிக்குகளுக்கான குணாதிசயம் இருப்பதை அறிந்தார். 1935ல், ஜெர்மன் மருத்துவர் டோமாக் Sulfonamide dye யை ஆன்டிபயாடிக்காக பயன்படுத்தி வெற்றி கண்டார். 1877ல், விஞ்ஞானி லூயி பாஸ்டியர், சிறுநீர் ஆந்தராக்ஸ் கிருமிகளின் வளர்ச்சி காற்றில் இருக்கும் கிருமிகளால் கட்டுப்படுத்தப்படுவதைக் கண்டறிந்தார். 1929ல், விஞ்ஞானி அலெக்சாண்டர் ஃபிளமிங், Penicillium mould (Staphylococcus) கிருமிகளை அழிப்பதைக் கண்டறிந்தார். இதற்குப் பிறகு ஒவ்வொரு நோய்க்கும் தனித்தனியான ஆன்டிபயாடிக்குகள் கண்டறியப்பட்டன... கொத்து கொத்தாகக் கிருமித் தொற்றுகளால் இறந்துகொண்டு இருந்த மனித சமுதாயத்தின் மரணம் தடுத்து நிறுத்தப்பட்டது. நூற்றுக்கும் அதிக ஆன்டிபயாடிக்குகள் கண்டுபிடிக்கப்பட்டாலும், இன்று புதிதாக ஆன்டிபயாடிக்குகளைக் கண்டுபிடிக்க இயலாத ஒரு கட்டத்தில் இருக்கிறோம். அதனால், WHO (உலக சுகாதார நிறுவனம்) மற்றும் இந்திய மருத்துவ சங்கம் (IMA) ஆகிய அமைப்புகள் ஆன்டிபயாடிக்குகளைத் தேவையில்லாமல் பயன்படுத்தக்கூடாது (Avoid Antibiotic Abuse Mission) என நவீன மருத்துவர்களுக்கும் மருந்தாளுநர்களுக்கும் பொதுமக்களுக்கும் விழிப்புணர்வு ஏற்படுத்திவருகிறது.

ஆன்டிபயாடிக்குகள் ஒவ்வொன்றுக்கும் ஒரு தனிப்பட்ட முறையில் குழந்தைகள், நடுவயதினர், மூத்த குடிமக்கள், தாய்மார்கள், கர்ப்பிணிகள் என ஒவ்வொரு தரப்பினருக்கும் ஒருவேளை, ஒருநாள் அளவு, ஒவ்வொரு நோய்க்கும் கொடுக்க வேண்டிய அளவு என நோயின் வீரியத்தை பொறுத்து மாறுபடும். இது ஒவ்வொரு கிலோ கிராம் எடைக்கான அளவின் அடிப்படையில் கணக்கிடப்படும்.

அமெரிக்காவிலிருந்து குழந்தையை அழைத்துக்கொண்டு விடுமுறைக்கு வந்த ஒருவர், நான் மருந்து எழுதும்போது, 'டாக்டர் அமெரிக்காவில் ஆன்டிபயாடிக்குகளை உடனே தருவதில்லை

தந்தால் 5, 7, 10 நாட்கள் என தருவார்கள். இந்தியாவில் எடுத்தவுடன் ஆன்டிபயாடிக்குகளை எழுதுவதும் 3 நாட்களுக்கு மட்டும் எழுதுவதும் ஏன்?' என்று கேட்ட கேள்வி எனக்கு ஞாபகம் வருகிறது. மருந்துக் கடைகளில் ஒரு வேளைக்குக்கூட தருவது அவருக்கு தெரியவில்லை!

ஆன்டிபயாடிக்குகளை பாக்டீரியாக்களுக்கு மட்டும் (சிக்கன் பாக்ஸ் போன்ற ஒருசில வைரஸ்களுக்கு ஆன்டி வைரஸ் இருப்பது தவிர) வயிறு, குடல் பாக்டீரியா மற்றும் கிருமிகளான ஒரு செல் உயிரியான அமீபாவிலிருந்து புழுக்கள் வரை பயன்படுத்த முடியும். சளி, மூக்கு ஒழுகுதல் உடன் வரும் ஃபுளு (Flu) மற்றும் சிக்குன்குனியா, டெங்கு, வைரஸ், எபோலா காய்ச்சலுக்கு ஆன்டிபயாடிக்குகள் பயன்படாது. அதனால், சில காய்ச்சலுக்கு நவீன மருத்துவர் ஜுரம் மாத்திரை மற்றும் அலர்ஜி, மூக்கடைப்பு மாத்திரை மட்டும் எழுதித் தரும்போது தெரிந்த மருந்துகளையே தருகிறாரே என நல்ல மருந்துகளை எழுதித் தருமாறு வற்புறுத்தாமல், அவர் கூறும் விளக்கங்களை ஏற்று, அவர் தரும் மருந்துகளை மட்டுமே பயன்படுத்துவதும், 48 மணி நேரம் கழித்து மீண்டும் ஆலோசனை பெறுவதும் நல்லது.

ஆன்டிபயாடிக்குகளைத் தேவையில்லாமல் உபயோகப்படுத்தும் போதோ, குறைவான அளவில் உபயோகப்படுத்தும்போதோ (Dose), குறைவான நாட்கள் உபயோகப்படுத்தும்போதோ, அடிக்கடி உபயோகப்படுத்தும்போதோ, அது கிருமிகளைக் கொல்லும் வீரியம் (Resistance) குறைந்து, அவை கிருமிகளுக்கு எதிராக வேலை செய்யாமல் போய்விடும். புதிய ஆன்டிபயாடிக்குகளைக் கண்டுபிடிக்க முடியாத சூழ்நிலையில் மருத்துவர்கள் பரிந்துரை அல்லாது ஓரிரு வேளைக்கு மட்டும் மருந்தாளுநர் மூலமோ, தாமாகவோ ஆன்டிபயாடிக்குகளைப் பயன்படுத்துவதைக் குழந்தைகளுக்கு வாங்கிக்கொடுப்பதை நிறுத்தியே ஆக வேண்டிய சூழ்நிலைக்குத் தள்ளப்பட்டுவிட்டோம்.

காசநோய்க்கு 4 அல்லது 5 மருந்துகள் ஆன்டிபயாடிக்காக உட்கொள்ளப்படுகிறதே... ஏன்? நோயாளியின் எதிர்ப்பு சக்தி மற்றும் ஆன்டிபயாடிக்குகள் T.B. கிருமியை அழிக்கும்

வீரியம் குறைந்ததே இதற்குக் காரணம். இது ஆன்டிபயாடிக்குகளின் வீரியம் குறைவதற்கும் காரணமாகிறது (Multidrug resistant - MDR).

- நோயாளியின் எடைக்குக் குறைவான, நோயின் வீரியத்துக்குக் குறைவான ஆன்டிபயாடிக்குகளின் அளவுக்கு, கிருமிகளுக்கு Mutation எனப்படும் உயிரின மூலக்கூறுகளின் (DNA / RNA) மாற்றம் ஏற்படுவது, நுண்ணுயிரிகளின் வாழ்நாட்களை நீட்டிக்கும் பரிணாம வளர்ச்சியாகும்.
- குறைவான அளவில் (Low dose) ஆன்டிபயாடிக்குகளை

உபயோகிக்கும்போது மருந்துகளுக்கு உருவாகும் எதிர்ப்புச் சக்தியை இப்படி உணரலாம்... கொசு மருந்து உபயோகிக்கும் போது சில ஆண்டுகளுக்கு முன் கொசுக்களே இல்லாமல் போனது மாறி, இப்போது கொசுக்கள் அறைகளில் தாராளமாக உலவுகின்றனவே... கொசு மருந்துக்கு அவை கொல்லப்படாமல் போவதுபோல, அம்மருந்துக்கு கிருமிகள் பழகிக்கொள்வதால் மருந்துக்கான வீரியம் குறைவதையே Drug Resistance என்று கூறுகிறோம். இதனால்தான் MDR காசநோய்க்கு பல்வேறு மருந்துகளை உபயோகப்படுத்தும் கட்டாயத்தில் இருக்கிறோம்.

- ஆன்டிபயாடிக்குகளை அடிக்கடி எடுப்பதால் இரைப்பையில், உணவுக்குழாயில், ஜீரணத்துக்குப் பயன்படும் சில நல்ல நுண்ணுயிரிகளையும் அழித்து, ஜீரண சக்தி குறைந்து, எடையும் குறையும் அபாயம் ஏற்படும்.

- ஆன்டிபயாடிக்குகள் வாந்தி, பேதி, வயிற்றுவலி, சருமஅலர்ஜி போன்ற சிறிய பக்கவிளைவுகளுடன், ஷாக் (Shock) போன்ற உயிரைப் பறிக்கும் பக்கவிளைவாகவும் மாறலாம். ஆன்டிபயாடிக்குகள் சிறுநீரகம், ஈரல் போன்ற உறுப்புகளையும் பாதிக்கும்.

- ஒவ்வொருகிருமியும் உடலின் ஒவ்வோர் இடத்தில் வளரும், வாழும். ஒவ்வொரு கிருமிக்கும் தனித்தனியான ஆன்டிபயாடிக்குகள் உண்டு. அவை ஒவ்வொன்றும் குழந்தைகளுக்குச் சொட்டு மருந்தாக, புட்டி மருந்தாக, கரையும் மாத்திரைகளாக, பெரியவர்களுக்கு எடைக்குத் தகுந்த மாத்திரைகளாக, ஊசிமருந்தாக, சில வேளைகளில் புண்களுக்குப் பவுடர்களாக, ஆயின்மென்ட் ஆக, பிறப்பு உறுப்பிலோ, ஆசனவாயிலோ வைக்கும் கரையும் மருந்துகளாக அளிக்கப்படுகின்றன. ஒவ்வொரு நோய்க்கும், ஒவ்வொரு மருந்துக்கும் மருந்தின் அளவு, உட்கொள்ளும் நாட்களின் அளவு வேறுபடும். கடைகளில் காய்ச்சலுக்கு என்று மருந்தாளுநர் தைரியமாக ஓரிரு வேளைக்காக மருத்துவரின் பரிந்துரையின்றி ஆன்டிபயாடிக்குகளை எடுத்துத் தரும்போதோ, அவ்வாறு தரும் மருந்தினை நோயாளி தைரியமாக ஓரிரு வேளை உட்கொள்ளும்போதோ, மருத்துவர் பரிந்துரைத்தும் நன்றாக ஆகிவிட்டது என ஓரிரு வேளைகளில் ஆன்டிபயாடிக்குகளை உட்கொள்ளாமல் நிறுத்தும்போதோ ஆன்டிபயாடிக்குகளுக்கு நோய்எதிர்ப்புசக்திகுறைந்துவிட்டதுஎன்று அர்த்தம்.உதாரணமாக Ampicillin (அம்பிசிலின்), Amoxicillin (அமாக்ஸ்சிலின்), Erythromycin (எரித்திரோமைசின்) போன்ற மருந்துகள் இந்தியாவில் முக்கியமாக தமிழகத்தில் சர்வசாதாரணமாகப் பயன்படுத்தப்படுவதால் அவை வீரியம் இழந்துவருகின்றன. சாதாரண காய்ச்சலுக்குக்கூட நரம்புகளில் மருந்து ஏற்றி மருத்துவமனையில் சேர்க்க வைக்கிறது.

மருந்தாளுநர்கள், மருத்துவர் பரிந்துரையின்றி ஆன்டிபயாடிக்குகளைத் தருவதை அரசாங்கம் தடுத்து நிறுத்தட்டும். ஆன்டிபயாடிக்குகளை பெயர் தெரிந்து கேட்டு வாங்கி உண்பதை மக்கள் நிறுத்தட்டும். தேவையில்லாத இடங்களில் ஆன்டிபயாடிக்குகளை உபயோகிப்பதை மருத்துவர்களும் நிறுத்தட்டும்.

நாம் நம் சந்ததியினருக்குச் சொத்து, பாரம்பரியம், நல்ல சுற்றுச்சூழல், சுகாதாரங்களை மட்டுமல்ல... நல்ல வீரியம் மிக்க ஆன்டிபயாடிக்குகளையும் விட்டுச்செல்ல வேண்டிய கட்டாயத்தில் இருக்கிறோம்!

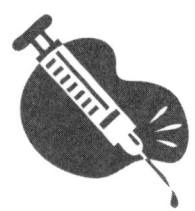

இருமல் மருந்துகள்
Cough Syrups

இருமல் என்பது காற்றுப் பாதையை அடைப்பிலிருந்து சுத்தம் செய்வதற்காக ஏற்படும் ஓர் இயற்கையான பாதுகாப்புச் செயலே.

- கிருமிகளாலான சளியோ... காற்றின் தூசி, புகை, மற்ற வேதியியல் (கெமிக்கல்) மூலக்கூறுகளால் ஏற்படும் எரிச்சலைக் குறைப்பதற்கோ... காற்றுப் பாதையில் அடைபடும் உணவு போன்ற திடப்பொருட்களைக் காற்றுப் பாதையிலிருந்து அகற்றுவதற்காகவோ, சுவாசத்தைச் சீராக்குவதற்காகவோ இருமல் ஏற்படும். ஆஸ்துமாவினால் ஏற்படும் இருமல் சுவாசக்குழாய் மூச்சுக்காற்றை வெளியிடும்போது சுருங்குவதால் ஏற்படும். இவையெல்லாம் சுவாசப் பாதை கோளாறினால் ஏற்படும்.
- இதய நோயினால் நுரையீரலில் நீர் கோர்ப்பதாலும் இருமலும் மூச்சு அடைப்பும் ஏற்படும். இதை இதய ஆஸ்துமா என்பார்கள். இதற்கு இருமல் மருந்துகளைவிட நீரை வெளியேற்றும் மருந்துகளே சிறந்தவையாகும்.

சுவாசப் பாதையில் ஏற்படும் இருமலை, சளி வராத வறட்டு இருமல் (Dry cough), சளியுடன் கூடிய இருமல் (Productive cough) மற்றும் ஆஸ்துமாவினால் காற்றுப் பாதை சுருங்குவதால் ஏற்படும்

3 tsp
2½ tsp
2 tsp
1½ tsp
1 tsp
½ tsp

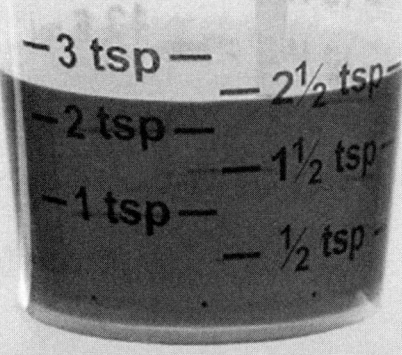

கொஞ்சம் கவனம்...

- இருமல் மூலம் கிருமிகள் உறவினர், உற்றார், நண்பர்கள் என அருகில் இருப்பவர்களுக்கு 6 அடி தூரத்துக்குப் பரவும்.
- இருமலை முகத்திரை அணிவதன் மூலம் அல்லது கைக்குட்டை கொண்டு அல்லது வெறும் கையாலே வாயின் அருகில் வைத்து தடுப்பதன் மூலம் மற்றவர்களுக்குப் பரவாமல் பார்த்துக்கொள்ளலாம்.
- இருமல் மருந்துகள் இருமல் என்ற நோய் அறிகுறியை மட்டும் அந்த அந்த நேரத்துக்கு குறைக்கும்.
- 2 வாரங்களுக்கு மேல் நீடிக்கும் இருமல் காசநோயின் அறிகுறியாக இருக்கலாம். ஜாக்கிரதை!
- ஒரு காச நோயாளி (TB) தன் வாழ்நாளில் தொடர்ந்து இருமினால் தன்னைச் சுற்றி இருக்கும் நண்பர்கள், உறவினர்கள் என 17 பேருக்கு நோயைத் தரமுடியும் என்பது மருத்துவ உண்மை.

இருமல் *(Allergy, Bronchodilator cough)* என அதனதன் காரணங்களில் இருந்தே இருமல் மருந்துகளை, மருத்துவர் ஸ்டெதஸ்கோப் மூலமாக கேட்டு உறுதிபடுத்தியபின் எழுதித் தருவார்.

எதனால் இருமல், என்ன இருமல் என்று தெரியாமல் மருந்துக் கடைக்காரர் கொடுக்கும் இருமல் மருந்து பாட்டிலை உபயோகப்படுத்துவதால் இருமல் குறையாது. மருத்துவரிடம் செல்வதைத் தள்ளிப்போடுவதால் நோயும் உபாதையும் அதிகமாகும். அதோடு, விலைகூடிய தேவையற்ற இருமல் மருந்துக்கும் செலவு தனி. இருமலானது சுவாசக் குழாயின் எந்த இடத்தில் உருவாகிறதோ, அதைப் பொறுத்து மூக்கு, தொண்டை, மூச்சுக்குழாய், மிகுந்த சளியுடன் அல்லது சளி இல்லாமல் நுரையீரலிலிருந்து என இருமல் சத்தமே மருத்துவருக்கு நோயினால் பாதிக்கப்பட்ட உறுப்பைக் காட்டிக் கொடுத்துவிடும். புகைபிடிப்பவர்களின் இருமல்... காலையில் எழுந்தவுடன் தொடர்ச்சியாக இருமுவதை வீட்டினரே கண்டுபிடிக்க முடியும். மேலோட்டமாகக் கிருமிகள் இருக்கும்பட்சத்தில் அவ்வப்போது என ஆரம்பிக்கும் இருமல் ஒரே இடத்தில் ஆழமாகப் பரவும்போதோ, மூக்கிலிருந்து தொண்டை அல்லது சுவாசப்பாதை என பரவும்போதோ தொடர்ச்சியாக மூச்சுவிடக் கஷ்டப்படுத்தும் அளவுக்கு இருமலாக மாறும். இரவில் படுப்பதற்கு முன்பு, காற்றுப்பாதைகளை சுருங்கச் செய்யும் நெடிகளான நறுமண ஸ்பிரே, வாசனைத் திரவியங்கள், வீடுகளில் உபயோகப்படுத்தும் நெடியுடன் கூடிய சுத்தம் செய்யும் நவீன

கெமிக்கல்ஸ் ஆகியவற்றுக்கும் ஆஸ்துமா போன்ற இருமல் வரலாம்.

கிருமிகளால் வரும் இருமலுக்குச் சரியான நேரத்தில் சரியான கிருமிநாசினிகளை மருத்துவரின் பரிந்துரையின் பெயரில் எடுத்துக்கொண்டாலே இருமல் மருந்துகள் தேவையில்லாமல் போய்விடும்.

1. அலர்ஜியினால் வரும் சளி இல்லாத *(Dry cough)* வறட்டு இருமலுக்குக் கொடுக்கும் மருந்துகள் இருமலுக்குக் காரணமான இடங்களை இருமல் காரணிகளிலிருந்து மட்டுப்படுத்துவதால் இருமலைக் குறைக்கும்.
2. சளி பிடித்த பிறகு தாமதமாகச் சிகிச்சை செய்வதால் சளி இன்னும் அதிகமாகி காற்றுப்பாதையை அடைக்கும் அளவுக்கு அதிகமாகும். ஒவ்வொரு இருமலுக்கும் கட்டிகட்டியாகச் சளி வெளியேறும் இருமலுக்கு என சளியையும் குறைத்து,இருமலையும் குறைக்கும் மருந்துகள் உள்ளன.
3. சில இருமல் மருந்துகள் மூளையில் இருமலைக் கட்டுப்படுத்தும் மையங்களைச் செயல் இழக்கச் செய்வதன் மூலம் ஆக்ரோஷமான இருமலைக் கட்டுப்படுத்தி நோயாளியை தூங்கச் செய்வதற்கும், வயிற்றில் அறுவை சிகிச்சை செய்துகொண்ட நோயாளிகளின் காயங்களைக் காப்பாற்றவும், இதயநோய் மற்றும் கண் அறுவை சிகிச்சை செய்துகொண்ட நோயாளிகளின் ரணங்களை ஆற்றவும் பயன்படுத்தப்படுகின்றன.
4. ஆஸ்துமா இருமலில் நுரையீரல், காற்றுப்பாதை சுருங்குவதும், நீர் கோர்ப்பதும், காற்றுப்பாதையின் உள்சுவர்கள் வீங்குவதும்தான் மூச்சுத்திணறலுக்குக் காரணமாகின்றன. ஆகவே இதற்கான *Bronchodilator* எனப்படும் மூச்சுக்குழாயை விரிக்கும், அலர்ஜியையும் சளியையும் குறைக்கும் மருந்துகள் அடங்கிய இருமல் மருந்துகளே ஆஸ்துமா நோயாளிகளுக்குத் தீர்வு தரும்.

ஆஸ்துமா நோயாளிகளுக்கு நவீன மருத்துவம் பரிந்துரைக்கும் இன்ஹேலர் *(inhaler)* எனப்படும் காற்றில் கரையும் மருந்துகளே மிகச் சிறப்பானவை. இவை ஆஸ்துமா நோயின் அறிகுறிகளிலிருந்து நோயாளியை முழுமையாகவிடுதலை அடையச்செய்யும்.'இன்ஹேலர் பழகிவிடும்... அது இல்லாமல் வாழ முடியாத நிலை ஏற்படும்' என்று அக்கம் பக்கத்தில் சொல்வதைக் கேட்பதைவிட, குடும்ப மருத்துவர் பரிந்துரைக்கும் இன்ஹேலர் உபயோகிப்பது ஆஸ்துமா நோயாளிகளின் வாழ்க்கைத்தரத்தை உயர்த்தும்.

இருமல் மருந்துகளைக் கடைகளில் வாங்கி எடுத்துக் கொள்வதன் மூலம் சுவாசக்குழாய் நோய்களைக் காய்ச்சலாக்கி கஞ்சி குடிக்க வைக்கும். அவை நோய்களைக் குணமாக்குவதற்குப் பதில் மோசமாக்கி மருத்துவரை நாடும் காலத்தைத் தாமதமாக்க மட்டுமே பயன்படும்.

இருமல் மருந்துகள்(*Bromhexine Ambroxol Carbocisteine Acetylcysteine*), சளியை வெளியேற்றும் மருந்துகள் (*Codeine Dextromethorphan*), மூளையில் இருமல் மையத்தை இரும விடாமல் தடுக்கும் மருந்துகள் (*Chlorpheniramine, Diphenhydramine, Promethazine, Phenergan*),அலர்ஜியைக் குறைக்கும் மருந்துகள் ஆகியவை ஓரளவுக்குக் குமட்டல், வாந்தி, வயிறு உப்புசம், பேதி போன்ற இரைப்பை, உணவுக்குழாய் பக்கவிளைவுகளையும், சருமத்தில் அரிப்பு, மாற்றங்கள் ஏற்படுத்தவும் வாய்ப்பு உள்ளது.

இவற்றாலும் (அலர்ஜி மருந்துகளைப் போலவே) தூக்கம் அதிகமாக வரவும், கவனக்குறைவாக இருக்கவும் வாய்ப்புகள் அதிகம். வாகனங்கள் ஓட்டுவோரும், இயந்திரங்களை இயக்குபவர்களும் கவனமாக இருக்க வேண்டும். இந்த பக்கவிளைவுகளுக்காகவே இருமல் மருந்துகளைப் போதைவஸ்து போல ஒரே வேளையில் அதிக அளவில் பயன்படுத்துபவர்களும் உண்டு.

ஆஸ்துமாவுக்காகத் தரப்படும் இருமல் மருந்துகளை (*Salbutamol, Terbutaline, Etophylline*) சுவாசப்பாதை நுரையீரலில் காற்றுக்குழாய்களை விரிக்கச் செய்யும் மருந்துகள் (*Bronchodilator*) அளவுக்கு அதிகமாக எடுத்துக்கொண்டால் இதயத்துடிப்பை அதிகப்படுத்தும்... மூளையைப் பாதிக்கும். சில கிருமி மருந்துகளின் வேலையைப் பார்க்கும். அதனால், குறிப்பிட்ட அளவு இருமல் மருந்தை மட்டும் அந்த அந்த வேளைக்கு எடுத்துக்கொள்ளவும். *ACE Inhibitor (Enalapril, Ramipril)* என்கிற ரத்தக்கொதிப்பு மாத்திரை சிலருக்கு இருமலை வரவழைக்கலாம்.

பராமரிக்கப்படாத தூசி நிறைந்த சாலைகள், புகை வெளியிடும் வாகனங்கள், தொழிற்சாலைகள், குறிப்பாகக் கட்டடம் கட்டும் இடங்கள், சுற்றி இருக்கும் அனைவருக்கும் வரவழைக்கும் இருமலை *Eosinophilic Bronchitis* என்ற ஆஸ்துமா போன்ற இருமலை வரவழைக்கும். இதுவே வயிற்றுப்புழுக்களாலும் (*Worms*) வரலாம். அதிக நெடியுடைய பெர்ஃப்யூம் இருமலை வரவழைக்கும்.

மிகுந்த எண்ணெய் கலந்து வறுக்கப்பட்ட உணவு, இரவில் தூக்கத்தில் நெஞ்சு கரித்தலையும் இருமலையும் தூண்டும் (*GERD*).

இருமலைச் சாதாரணமாக எடுத்துக்கொள்ளாமல் குணமாகும் வரை மருத்துவரைப் பார்ப்பது அவசியம்.

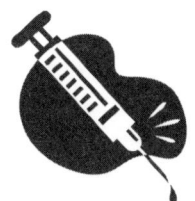

அலர்ஜி மருந்துகள்
Anti Allergic Medicines

அலர்ஜி (ஒவ்வாமை) என்பது இன்றைய வாழ்க்கையில் ஒவ்வொருவரும் அன்றாடம் சந்திக்கும் ஒரு விஷயமே. மனிதர்கள் உண்ணும், உபயோகிக்கும் ஒரு பொருளினால் உடலில் ஏற்படும் பக்க விளைவையே அலர்ஜி என்கிறோம்.

கத்தரிக்காய், கருணைக்கிழங்கு மற்றும் விதையுள்ள காய்கறிகள், காய்கனிகள் கெட்டுப் போகாமல் இருக்க மேலே தெளிக்கப்படும் மருந்துகளும்(Antifungal, Antibiotic), சாத்துக்குடி, ஆரஞ்சு, எலுமிச்சை, அசைவ உணவுகளில் பொதுவாக எல்லாமும்(முட்டையிலிருந்து இறைச்சி மற்றும் கடல்நண்டு, மீன், இறால்), நவீன முறையில் சமைக்கும்போது பயன்படுத்தப்படும் கெமிக்கல் நிறைந்த மசாலா பொருட்களும், வேறுபட்ட வண்ணங்களைத் தரும் கலர் பொடிகளும் அலர்ஜியைத் தரலாம். சோப்பு, ஷாம்பு, கண்டிஷனர்ஸ், ஹேர் டை, வாசனைத் திரவியங்கள் மற்றும் வீட்டையும் சுற்றுப்புறத்தையும் சுத்தப்படுத்த உதவும் திரவ சோப்புகள், தரையைச் சுத்தப்படுத்தும் கெமிக்கல்ஸ், துணி, பாத்திரங்கள், கார் போன்ற வாகனங்களைச் சுத்தப்படுத்தும் கெமிக்கல்ஸ் என எல்லாவற்றாலும் யாருக்கேனும் அலர்ஜி உருவாகலாம். நவீன மருந்துகளும் அலர்ஜி ஆகலாம். பூச்சி, புழுக்கள் கடித்தும் அலர்ஜி ஆகலாம். புதிய துணி மணிகள், நகைகள் போன்றவற்றாலும், வீட்டில் வளர்க்கும் மிருகங்களாலும்

டாக்டர் மு. அருணாச்சலம்

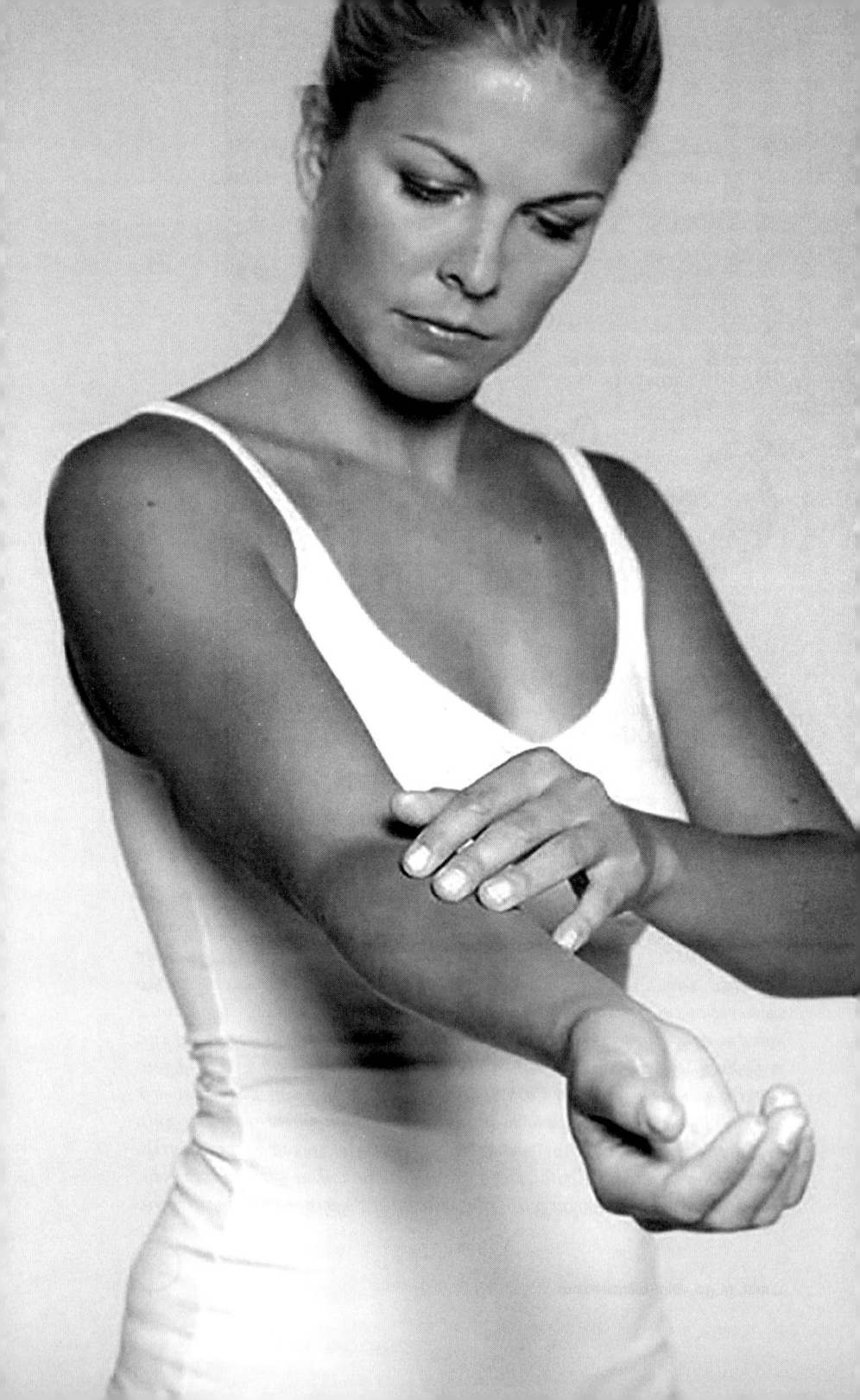

(Pet Animal) ஒவ்வாமை வரலாம். கட்டட வேலைகள், சிமெண்ட், பெயின்ட், வார்னிஷ் போன்றவற்றின் நெடிகள், காற்றுப்பாதை மூலமாக ஆஸ்துமா போன்ற சுவாசக்குழாய் அலர்ஜிகளும், தோலில் படும்போது சரும அரிப்பு, வீக்கம் போன்றவையும் ஏற்படலாம்.

சில வகை அலர்ஜி மோசமான உயிர் கொல்லும் நோயாகவும் மாறக்கூடும்.

மீண்டும் மீண்டும் ஏற்படும் சாதாரண சரும அரிப்பு போல சாதாரண அலர்ஜியாகவும் இருக்கக்கூடும். யாருக்கு, எதனால், எப்போது ஒவ்வாமை ஏற்படுகிறது என்பதை நோயாளி அறிந்து, மருத்துவரிடம் கலந்தாலோசித்து, அதைத் தவிர்ப்பதால் மட்டுமே முழுவதுமாகக் குணப்படுத்த முடியும்.

எவ்வளவு மருந்துகள் சாப்பிட்டும், எவ்வளவு பெரிய மருத்துவர்கள் பரிசோதனை செய்தும், பல ஆண்டுகளாக அலர்ஜியுடன் நோயாளிகள் தவிப்பதற்கு என்ன காரணம்? அவர்கள் மட்டுமே காரணம்!

காலையில் குளித்தவுடன் வரும் அலர்ஜியா? குளிக்க உபயோகப் படுத்தும் பொருளிலிருந்து வரலாம்.

உணவுக்குப் பின் வரும் அலர்ஜியா? எது அலர்ஜிக்கு காரணம் என எல்லா உணவையும் சாப்பிட்ட நேரத்தையும் அலர்ஜி வரும் நேரத்தையும் குறித்துவைத்து (டயட் டைரி), மருத்துவரிடம் கலந்தாலோசித்தால் காரணம் பிடிபடும்.

மருந்து அலர்ஜியா? மருந்துக்கடைகளில் சுய மருத்துவம் செய்வதன் மூலமே, பொதுவாக இவ்வகை அலர்ஜிகள் ஏற்படுகின்றன. கடைகளில் வாங்கும் ஒவ்வொரு மருந்தையும் எழுதியோ, பில் போட்டோ வாங்கினால் தெரிந்துவிடும். மருத்துவரின் பரிந்துரையின் பேரில், அவர் கூறும் மருந்தையே வாங்கினால் அலர்ஜி ஏற்படுவதைத் தவிர்க்கலாம்.

ஒவ்வாமையில் ஹிஸ்டமைன் எனும் வேதிப்பொருள் தூண்டப் படுவதால், சிறு ரத்தக்குழாய்கள் விரிவடைந்து, பாதிக்கப்படும் உறுப்புகளைப் பொறுத்து நோயாளிக்கு அறிகுறிகளை ஏற்படுத்தும். நரம்பு மண்டலத்தில் அரிப்பை ஏற்படுத்தும். தசைகளிலும் தசைநார்களிலும் சுருக்கத்தை ஏற்படுத்தும். எல்லா சுரப்பிகளையும் வெவ்வேறு சதவிகிதத்தில் சுரக்க வைக்கும். இதனால் தோலில் அரிப்புடன் சிவப்பு நிறத்தில் தடிப்புத் தடிப்பாக மாற்றம் வரும். தசைகளில் வலியும் ஏற்படும்.

AntiHistamine எனப்படும் அலர்ஜி மருந்துகள் *(Cetirizine, Levocetirizine, Loratadine, Ebastine, Fexofenadine)* மிக சமீபகால கண்டுபிடிப்புகளாக இருந்தாலும், இவற்றுக்கும் பக்கவிளைவுகள் உள்ளன.

அலர்ஜி மருந்துகள் மேலே சொன்ன வினைகளைக் குறைத்து,

அரிப்பைத் தடுத்து, மூச்சுவாங்குவதைக் குறைத்து, நீர் சுரப்பதை நிறுத்தி, அந்தந்த உறுப்புகளில் ஏற்படுத்தும் அலர்ஜியைத் தடுத்து நிறுத்தும். பழைய அலர்ஜி மருந்துகளுக்கு இருக்கும் பக்கவிளைவுகளான தூக்கம் வரவைக்கும் தன்மை, மனதை ஒருமைப்படுத்துவதைக் குறைக்கும் பக்கவிளைவு, நா வறட்சி, பார்வை மங்குதல், லேசான தலைவலி என பலவகை பக்க விளைவுகள் ஏற்படும். இந்த மருந்துகள் சேர்க்கப்பட்ட இருமல் மருந்துகளையோ, அலர்ஜி மருந்துகளை தனியாகவோ, அளவுக்கு அதிகமாகப் பகலில் எடுத்துக் கொண்டாலோ தூக்கம் வரும். வாகன ஓட்டிகள், பகலில் வேலை செய்பவர்கள் தவிர்க்க வேண்டும். நோயாளிகள் ஓய்வு எடுக்கும்போது பகலிலோ, மற்றபடி இரவில் மட்டுமோ எடுப்பதே நல்லது.

அரிப்பு ஏற்படும்போது தரும் மருந்துகளை, மக்கள் மருந்துக் கடையில் தாங்களாகவே கேட்டு வாங்கி, சர்வசாதாரணமாக எடுத்துக்கொள்கிறார்கள். ஆனால், நோயின் ஆரம்ப அறிகுறிகளுக்கு மருந்து எடுத்து, அதனால் நோய்க்குக் காரணமான நோயின் மூலத்தை அறியாமல் விடுவது, நோயைத் தாண்டி நோயினால் ஏற்படும் பாதிப்புகளையும் சிகிச்சை செய்ய நேரும்... மருத்துவரைக் குழப்பவும் கூடும். இதனால் பல தேவையில்லாத மருந்துகளை உட்கொள்ளவும், தேவையில்லாத பரிசோதனைகளை மேற்கொள்ளவும் வேண்டி வரும். காலதாமதத்தால் சாதாரண குடும்ப மருத்துவரைத் தாண்டி, ஆபத்தில் இருக்கும் நோயாளிகளுக்கான தீவிர சிகிச்சைப் பிரிவில் சேர்ந்து குணப்படுத்தவும் நேரும். ஜாக்கிரதை!

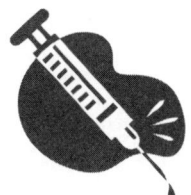

மலச்சிக்கல் மருந்துகள்
Laxatives

குடல் அசையாமல் இருப்பதால், மலம் இறுகுவதால் வருவது மலச்சிக்கல். மலச்சிக்கலுக்காகக் கொடுக்கப்படும் மருந்துகளும் பேதியை நிறுத்துவதற்காகக் கொடுக்கப்படும் மருந்துகளும் ஒன்றுக்கொன்று எதிர்வினைபுரிபவை.

மலச்சிக்கல் என்பது திடீர் என ஏற்படும் குடல் அசைவு சம்பந்தப்பட்ட (Partial Intestinal Obstruction), குடல் அசைவே இல்லாத (Atonia) மற்றும் குடலில் அடைப்பு (Complete Intestinal Obstruction) ஏற்படுவதால் உருவாகலாம். ஹைப்போ தைராய்டி சம் நோயிலும் குடல் அசைவு குறைவதால் மலச்சிக்கல் வரக்கூடும். மருத்துவர்கள் நோய்களுக்கான காரணங்களை பரிசோதனைகள் மூலம் அறிவார்கள். சில வேளைகளில் அறுவை சிகிச்சை அல்லது மருத்துவமனையில் அனுமதித்து மருந்து மற்றும் நீராகாரம் மூலம் குணப்படுத்த வேண்டி வரலாம்.

90 சதவிகித மலச்சிக்கல் வாழ்க்கை நடைமுறைகள் மற்றும் உணவால்தான் ஏற்படுகிறது. உணவில் சரியான அளவில் தினசரி தண்ணீர், காய்கறி, பழம் எடுப்பவர்களுக்கு மலச்சிக்கல் என்பது தெரியாத ஒரு விஷயமே. மலம் இறுகாமல் இருக்க நார்ச்சத்து மிகவும் அவசியம். காய்கனிகளில் நார்ச்சத்து சிறப்பாக உள்ளது.

டாக்டர் மு. அருணாச்சலம்

இரைப்பை குடல் உடற்கூறியல்

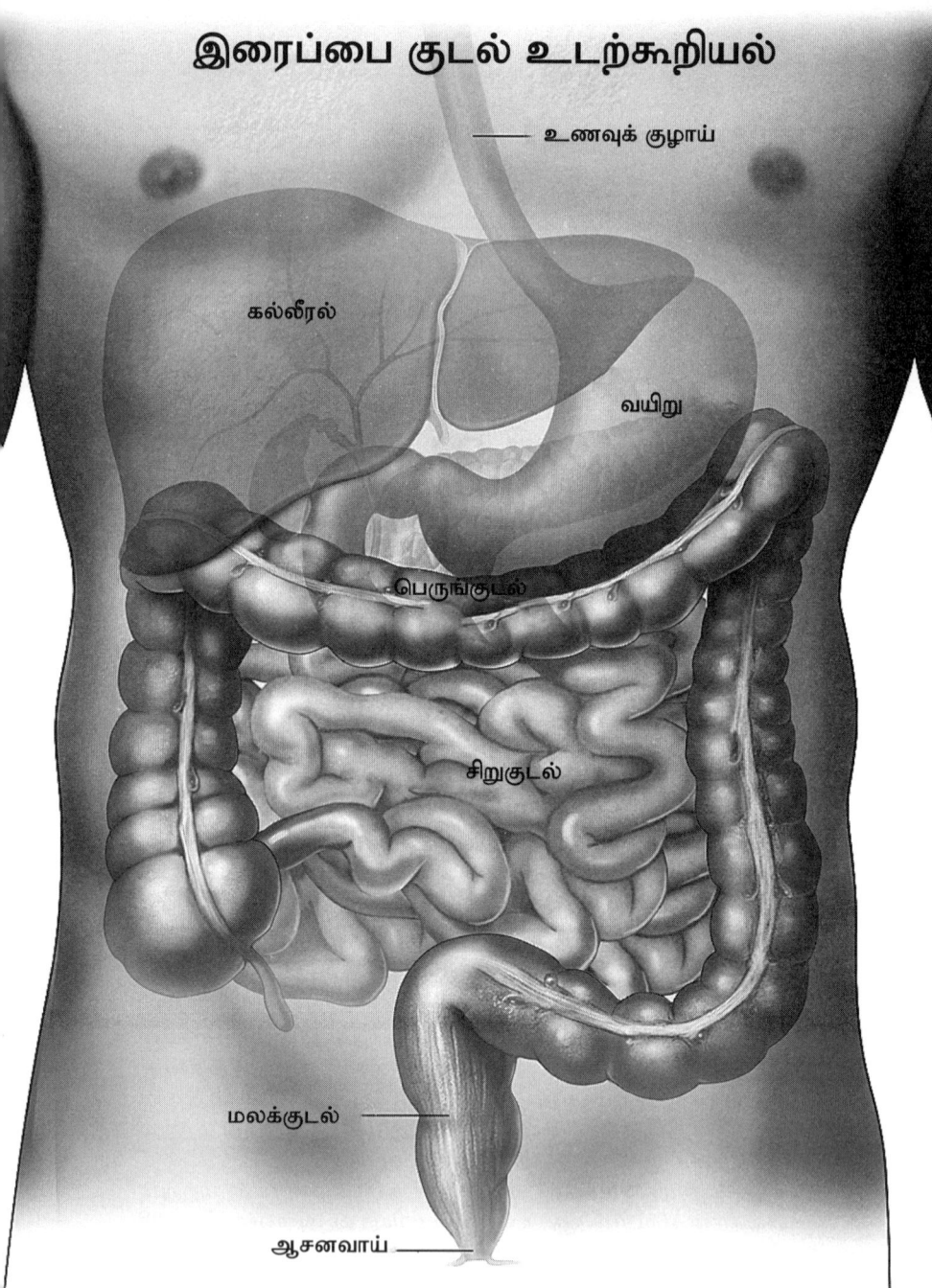

உணவுடன், உணவுக்கு நடுவில் பச்சையாகக் காய்கனி சாலட் உண்டு பழகி மகிழும் குடும்பங்களில் இந்தப் பிரச்னை வரவே வராது. காய்கனி நிறைந்த உணவுகள் பருமனையும் குறைக்கும். 6 முதல் 7 மீட்டர் (பெருங்குடல் ஒன்றரை மீட்டர் வரை, சிறுகுடல் 6 மீட்டர் வரை) நீளத்துக்கு உணவுக்குழாயில் உணவு பிரயாணம் செய்ய நீர் மிக அவசியம்.

உடலில் குடல் அசைவதற்கு நடப்பது மிகமிக அவசியம். காலையில் உடற்பயிற்சி செய்பவர்களுக்கு மலச்சிக்கல் வராது. படுத்திருக்கும் நோயாளிக்கோ, வயதான முதியவர்களுக்கோ மலச்சிக்கல் வர வாய்ப்புகள் அதிகம். உணவுக்குழாய் மேலேயிருந்து தொங்கும் ஓர் உறுப்பாக இருப்பதால் உடல் அசைவு குடல் அசைவைத் தூண்டும். சரியான அளவில் உண்ணாத நோயாளிகளுக்கோ, வயோதிகர்களுக்கோ மலச்சிக்கல் வரலாம்.

வளரும் குழந்தைகளுக்கு *Toilet Training* மிக முக்கியம். முகம் கழுவுவதுபோல, பல் துலக்குவதுபோல, மலம் கழிப்பதும் ஓர் அவசியமான அன்றாடச் செயல் என்பதைக் குழந்தைகள் மனதில் பதிய வைக்க வேண்டும். கழிவறையை உபயோகிக்க அருவறுப்போ, வெட்கமோ, தயக்கமோ, 'மற்றவர்கள் என்ன நினைப்பார்கள்' என்ற எண்ணமோ தேவையில்லை. இதைக் குழந்தைகளும் உணரச் செய்ய வேண்டும். ஒருவேளை கழிக்கும் உணர்வை அடக்கி வைத்தால், மீண்டும் அந்த உணர்வு ஏற்படாமல் மலச்சிக்கலாக மாறிவிட வாய்ப்புண்டு. மலச்சிக்கல் மருந்துகள் குடலிலிருந்து நீரை வெளியேற்றி மலத்தை மிருதுவாக்கி வெளியே வரச்செய்யும். குடல் அசைவைத் தூண்டும் மருந்துகளும் உள்ளன. *Bran, Liquid Paraffin, Bisacodyl, Lactulose* ஆகிய மருந்துகள் பல்வேறு பெயர்களில் கிடைக்கின்றன. பிரயாணத்தின்போது, நோய்வாய்ப்படும் போது, மோசமான, திடீரென ஏற்படும் மலச்சிக்கலுக்கு அந்தந்த நாட்களுக்கு, அந்த வேளைக்கு மட்டும் மருந்துகள் உண்டால் போதும். வயோதிகர்களுக்கும், உடல் நோய்களினால் வரும் தொடர்ச்சியான மலச்சிக்கலுக்கும் *Dietary fibre Bran* மருந்துகள் மருத்துவரின் பரிந்துரையின்பேரில் எளிதாகும்.

தமிழ்நாட்டிலே நாட்டு வைத்தியத்தில் மலம் நன்றாகக் கழிக்க வேண்டுமெனப் பேதி மருந்துகளை உண்ணும் பழக்கம் உண்டு. இதற்காக மலச்சிக்கலைப் போக்கும் மருந்துகளை சாப்பிட்டு, 'பேதி போனால் குடல் சுத்தமாகிவிடும், உணவுக்குழாய்க்கு அது நல்லது' என, 3 அல்லது 6 மாதங்களுக்கு ஒருமுறை வீட்டை ஒட்டடை அடித்து கழுவிப் பெருக்கி சுத்தம் பண்ணுவது போல, இந்த மருந்துகளைச் சாப்பிடுவது அபத்தமானதாகும். மற்ற பாலூட்டிகளைப் போலவே, மனிதனுடைய உணவுக்குழாயைச் சுத்தமாக வைத்திருக்க எல்லா சாத்தியக்கூறுகளையும் இயற்கை

உள்ளடக்கி உள்ளது. இதைத் தாண்டி கிருமிகளினால் நோய் ஏற்படுமானால் கிருமி மருந்துகளை மருத்துவர் பரிந்துரைக்கும் நாட்களிலே எடுத்தால் உணவுப்பாதை சுத்தமாகிவிடும். உணவுக் குழாயில் உறையும் புழுக்களுக்குப் புழு மருந்துகள் அவரவர் நோயின் தன்மையைப் பொறுத்து தருவதன் மூலம் முழுமையாக குணமாகிவிடும். அதனால், வயிற்றை, உணவுப் பாதையை சுத்தம் செய்வதாக நினைத்து மலச்சிக்கல் மருந்துகளை மருந்துக் கடைகளில் வாங்கி உண்ணும் பழக்கம் தேவையற்றது.

மலச்சிக்கல் மருந்துகளை காரணம் தெரிந்து எடுத்துக் கொள்வதே நல்லது. மலச்சிக்கல் மருந்துகளுக்கு மனரீதியாக, உடல் ரீதியாக பழகிவிடும் வாய்ப்புகள் உள்ளது.

மலச்சிக்கல் வராமல் தடுக்க தண்ணீர், காய், பழம் என உணவை மருந்தாக உட்கொள்ளலாம். மலச்சிக்கல் நோயாக இருக்கும் போதோ, வேறு நோயாக இருந்தாலோ, மருத்துவரை நாடி மருந்து எடுத்துக்கொள்வதே நல்லது. கையில் புண் என நோய் வந்தபிறகு எலுமிச்சைப் பழத்தை விரலில் செருகுவது, மஞ்சள் பூசுவது, நீரிழிவுக்கு வெண்டைக்காய் உண்பது என இப்போது பத்திரிகைகளில் வருகிற எல்லாம், நோய் வருவதற்கு முன் வராமல் தடுப்பதற்கு மட்டுமே. நோய் என்று வந்தபின் 'நோய் – மருத்துவர் – மருந்துகள்' என்ற முக்கோணத்துக்குள் மக்கள் வந்துவிட வேண்டும். உணவால் மட்டுமே அல்ல... மருந்துகளுடன் மருத்துவர் உதவியுடன் நோயை வெல்வது எளிது!

வாந்தி – பேதி மருந்துகள்
Antiemetic – Antidiarrheal medicines

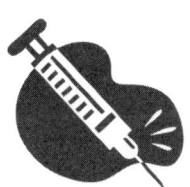

வாந்தி, பேதி, வயிற்றுப்போக்கால் பாதிக்கப்பட்டவர்களை நம் அன்றாட வாழ்க்கையில் சந்திக்காமல் இருக்க முடியாது. வாந்தி என்றாலே, அது 90 சதவிகிதம் உணவுக்குழாய் பிரச்னை என்று அர்த்தம். 10 சதவிகித அளவுக்கு காய்ச்சல் நோயாளிகளுக்கும் மூளை சம்பந்தப்பட்ட நோயாளிகளுக்கும் கர்ப்பிணிகளுக்கும் வாந்தி வரலாம்.

வாந்தி என்பது என்ன? உடலுக்கு ஒப்புக்கொள்ளாத, தேவையில்லாத விஷமான ஒன்றை இரைப்பைக்குள் உறிஞ்ச விடாமல், உணவுக்குழாய்க்குள் மேலும் கீழும் செல்லவிடாமல் தடுக்கும் ஓர் அற்புதமான தற்காப்பு செயலே! இது எத்தனை பேருக்குத் தெரியும்? அதனால்தான் சில வேளைகளில் வாந்தி எடுத்த பின், உபாதைகள் நீங்கி நலமாக ஆகிவிட்டது போல தோன்றும். வாந்தி நின்றுவிட்டாலே மருத்துவத்தையோ, மருத்துவரையோ தேட மாட்டார்கள். இதனால் வாந்தியை மீறி உணவுக்குழாய்க்குள் செல்லும் கிருமிகளோ, வேண்டாத உணவோ உணவுக்குழாயின் மற்றொரு நோயாக வயிற்றுப்போக்கு பேதியை உருவாக்கும்.

இந்தியா போன்ற கோடைநாடுகளில் பயணத்தின்போது ஏற்படும் வைரஸ் கிருமிகளாலான *Traveller's Diarrhoea* சில

டாக்டர் மு. அருணாச்சலம்

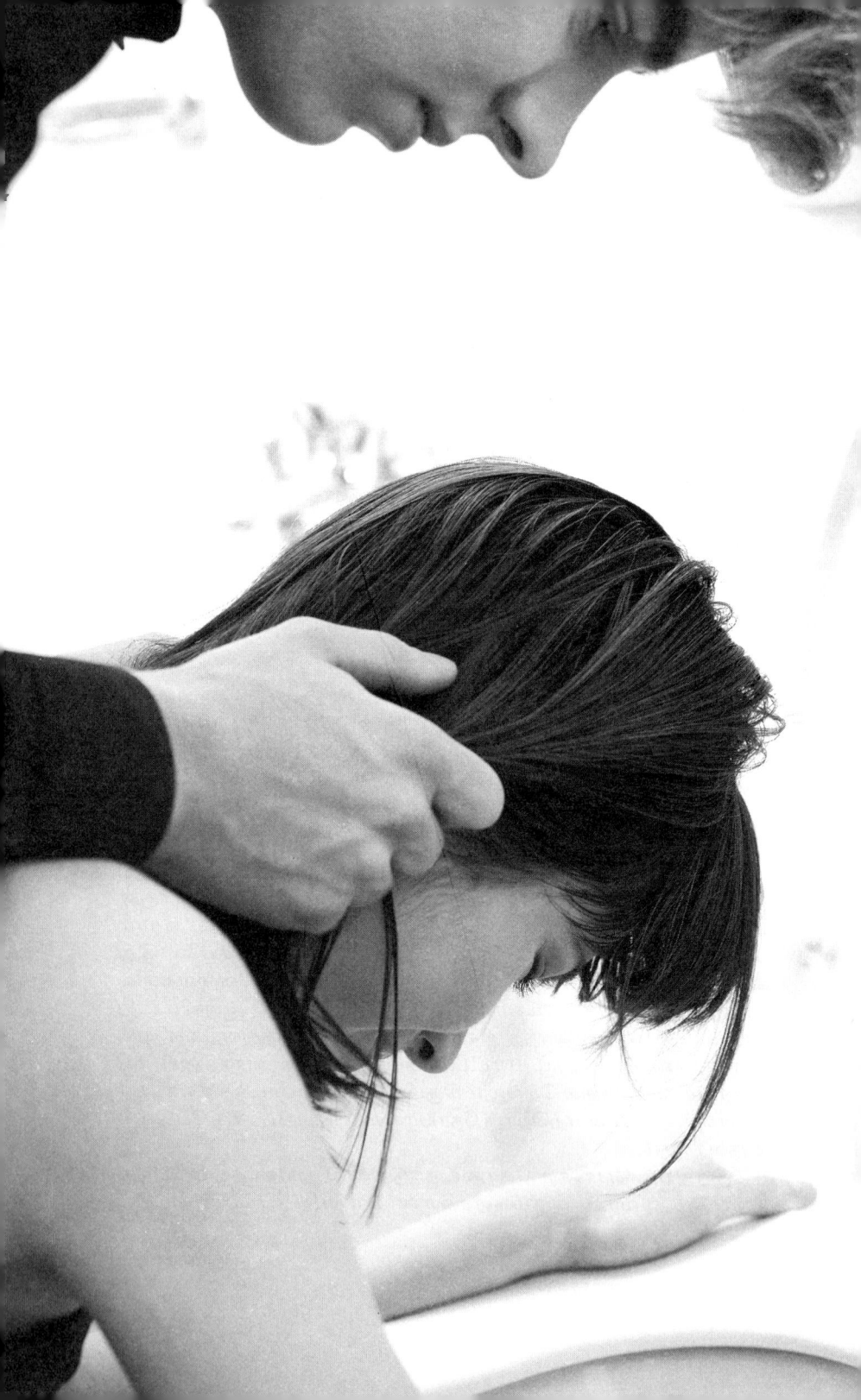

வேளைகளில் தானாகவே நின்று விடும். பெரும்பாலான நேரங்களில் கையைச் சுத்தமாகக் கழுவாதவர்கள், சரியாகக் கழுவி பராமரிக்கப்படாத பாத்திரங்கள், சுகாதாரமற்ற உணவுத் தயாரிப்பு, காய்கறிகள், இறைச்சி, முறையாகத் தேக்கி வைத்து சுத்தமாகச் சமைக்கப்படாதது, சமைக்கப்பட்ட உணவு சுத்தமாக பராமரிக்கப்பட்டு, பாதுகாக்கப்பட்டு பரிமாறப்படாதது, பரிமாறுபவர்களின் சுத்தம், சுகாதாரம் இல்லாமை என அனைத்து நிலைகளிலும் உணவில் கிருமிகள் கலக்கலாம்.

வாந்தியுடன் கூடிய பேதிக்கு வாந்தியை நிறுத்த *Ondansetron* மருந்துகள் வாந்தியின்போது தண்ணீர் இல்லாமலே வாயிலேயே கரையும் மருந்துகளாக, சொட்டு மருந்துகளாக, மாத்திரையாகக் கிடைக்கிறது. இந்த மருந்துகளை எடுத்து ஒரு மணி நேரம் எதுவும் எடுத்துக்கொள்ளாமல் இருந்தால் வாந்தி நின்றுவிடும். வாந்தி மட்டுமே இருந்தாலும் இம்மருந்தால் குணமானாலும் அடுத்து சில மணி நேரங்களில் வரப்போகும் பேதிக்காக மருத்துவரை அணுகி தேவையான மருந்துகளை உட்கொள்ள வேண்டியது அவசியம். வாந்தியுடன் திரவ உணவுகளை முழுங்க முடிந்து திட உணவுகளை முழுங்க முடியாமல் இருந்தால் உணவுக்குழாய் கேன்சராக இருக்கலாம்.

இரண்டு அல்லது மூன்று முறைக்கு மேல் நீராக ரத்தமின்றி, ரத்தமுடன் முழுமையாக ஜீரணமாகாத உணவுடன், வயிற்று வலியுடனோ வலி இல்லாமலோ பேதியானால் மருத்துவரை உடனே அணுகுவது நல்லது. காரணமே இல்லாது, ஒப்புக்கொள்ளாத உணவு அல்லது அதிகப்படியான உணவு காரணமாக ஏற்படும் வயிற்றுப்போக்கு இரு முறைக்கு மேல் இருந்தால் வயிற்றுப்போக்கை நிறுத்தும் மருந்தை எடுத்து நன்றாக ஆகிவிட்டதுபோல ஓர் உணர்வு இருந்தால்கூட மருத்துவரிடம் சென்று நோய்க்கான காரணத்துக்கு மருந்துகள் வாங்குவது நல்லது.

காரணம்... பேதியாவதற்கு முக்கிய காரணிகளான வைரஸ், பாக்டீரியா, புரோட்டோசோவா, காளான்*(Fungus)*, புழு *(Worms)* போன்ற கிருமிகள். குடல் அசைவைத் தடுக்கும் மருந்துகளை உட்கொண்டு பேதியாவதைத் தற்காலிகமாக நிறுத்தி வைத்தாலும் கூட, நோய் முற்றிய உடலில் நீர் இழந்த நிலையில் மருத்துவரை நாட வேண்டியது வரும். பேதியாவதற்கு மேலே கூறிய காரணங்களைத் தவிர பாலுக்கு ஒவ்வாமை *(Lactose Intolerance)* இருந்தாலும், அதிகமாக கிருமி மருந்துகளை உட்கொள்ளுவதாலும், மருந்துகளை அடிக்கடி உட்கொள்வதாலும், குடலில் நன்மை செய்யும் நுண்ணுயிரிகள் கொல்லப்படுவதாலும், ஹைப்பர் தைராய்டிஸம் என்ற பிரச்னையாலும் குடல் கேன்சரினாலும் கூட பேதியாவது சகஜம். முதியவர்களுக்கு மலச்சிக்கலும் பேதியும் மாறிமாறி வருவதாக இருந்தால் குடல் கேன்சராக இருக்கலாம்.

பேதியாகும்போது கிருமிகள் தாக்கத்தால் குடலிலிருந்து நீர் வெளியேறுவதும், கிருமிகள் இருக்கும் இடங்களில் அப்போது குடல் சுருங்குவதால் அதனால் ஏற்படும் வலியும், சிலவேளைகளில் ரத்தப்போக்கும், வயிற்றுப்போக்கின் நோய் அறிகுறிகளை விளக்குவதால் வெறும் பேதியை நிறுத்தும் மருந்தால் நோயிலிருந்து முழு நிவாரணம் அடைய முடியாது.

பேதி என்பது முழுக்க முழுக்க குடலிலிருந்து கிருமிகளின் தாக்கத்தால் நீர் வெளியேறுவது. அதனால் உடலிலிருந்து நீருடன் சில உப்புகளும் வெளியேறுவதுதான் உடலைப் பாதிக்கும் ஒரு முக்கியமான நோயின் தாக்கமாகும். அதனால், உடலுக்கு நீர் தருவது, தேவையான அளவு உப்புக்கரைசலுடன்தருவது *(ORS – Oral Rehydration Salts)* மிக முக்கியமான சிகிச்சை. நம் மக்கள் பேதியோ, ஜுரமோ, பச்சைத் தண்ணீர் கூட பல்லிலே படாமல் இருந்தால் சரியாகிவிடும் என்ற தவறான எண்ணத்தில் இருக்கின்றனர். பேதியாகும்போது எவ்வளவு நீர் வெளியேறுகிறதோ, அந்த அளவுக்கு வீட்டில் தயாரிக்கும் அளவான உப்புடன் தாராளமான நீருடன் அரிசி நொய்க் கஞ்சி எடுப்பது மிகச் சிறந்த மருந்தாகும். அதற்கு அடுத்தது புளிக்காத மோர், இளநீர், *ORS* பவுடர் கரைசல்கள், பழச்சாறு போன்றவையும் கொடுக்கலாம்.

இதற்குப் பிறகு மருத்துவரை அணுகும் முன், அவசரத்துக்கு பிரயாணத்தின் போது, மருத்துவர் பரிந்துரைக்கும், பேதியை நிறுத்தும், குடல் அசைவைத் தடுக்கும் மருந்துகளை *(Anti Motlity Drugs)* எடுத்துக் கொள்ளலாம். அது வேலை செய்யும் 6 – 8 மணி நேரத்துக்குள் மருத்துவரைச் சந்தித்து கிருமிகளுக்கான நீர் வெளியேற்றத்தைத் தடுக்கும் மருந்து எடுத்துக்கொள்வது அவசியம். பேதியை நிறுத்தும் மருந்துகளை அடுத்த வேளை பேதி இல்லாதபோது எடுத்துக் கொண்டால் மலச்சிக்கலை உருவாக்கும். அடிக்கடி பேதியானால் மட்டுமே, மருத்துவர் பரிந்துரைக்கும் போது எடுத்துக் கொள்ளவும்.

15 வயதுக்குக் கீழ் உள்ள குழந்தைகளுக்கு இதைக் கொடுப்பது தடை செய்யப்பட்டுள்ளது. குழந்தைகளுக்குக் கொடுக்கும்போது குடல் விரிந்துவிட *(Paralytic Ileus)* வாய்ப்பு இருக்கிறது. ஆகவே, இந்த மருந்துகளை கொடுக்க வேண்டாம். *Loperamide, Codeine* போன்ற மருந்துகளை குழந்தைகளுக்கு கண்டிப்பாகக் கொடுக்கக் கூடாது. மூத்த குடிமக்கள் 12 மணி நேரத்துக்கு ஒரு முறை தேவைப்பட்டால் மட்டுமே எடுத்துக் கொள்ளலாம். பேதி நின்றாலும் நோய்க் காரணிக்கான மருந்துகளை உட்கொள்வது, சில நேரங்களில் ஈரலில் ஏற்படும் சீழ் கட்டிகள் மற்றும் அப்பெண்டிசைடிஸ் போன்ற அறுவை சிகிச்சை நோய்களுக்குக் கூட ஆரம்ப கட்ட வைத்தியத்தினால், மருந்தினால், அறுவைசிகிச்சை இல்லாமல் பூரண குணமாக வாய்ப்பு இருக்கிறது.

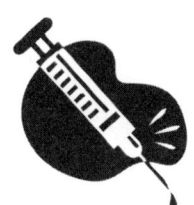

சர்க்கரைநோய் மருந்துகள்
Diabetic Medicines

சமுதாயத்தை பயமுறுத்தும் பூதம் என சர்க்கரைநோயை மருத்துவர்கள் பூதாகரமாக்குவதாக சில ஊடகங்களில் சித்தரிக்கப்படுகிறது. ஒரு காலத்தில் உடல் உழைப்பு மிகுந்தவர்களுக்கும் கிராமத்து மக்களுக்கும் வராமல் இருந்த நீரிழிவு, இப்போது நம்மில் அரிசியைப் பிரதானமாக உண்ணும் மக்கள், எந்த உணவாக இருந்தாலும் அளவு தாண்டி உண்பவர்கள் மற்றும் ஸ்ட்ரெஸ் உள்ளவர்களுக்கும் பருமனாக இருப்பவர்களுக்கும் என உலகம் முழுவதுமே தாக்குவதாக அறியப்படுகிறது. 20 வயதுக்குக் கீழே உள்ளவர்களுக்கே வரும் டைப் 1 நீரிழிவானது, அமெரிக்காவிலே கடந்த பத்தாண்டுகளில் 23% அதிகரித்து உள்ளதாகவும், இந்தியாவில் இப்போது இருப்பதைவிட இரு மடங்கு அதிகரித்து 2025ல் 7 கோடி மக்களுக்குப் பரவும் என்றும் மருத்துவ ஆய்வுகள் கூறுகின்றன.

தொற்றுநோய்களாலும் புற்றுநோய்களாலும் மாண்டு கொண்டிருந்த மனிதகுலம் இப்போது நீரிழிவு, ரத்தக்கொதிப்பு, ரத்தத்தில் கொழுப்பு அதிகமாக இருக்கும் நோய், இவற்றால் வரும் மாரடைப்பு, வாதம் என 40லிருந்து 80 வயது வரை வாழும் வாழ்க்கையையே பயமுறுத்தி ஆட்டம் காண வைத்திருக்கிறது. 40 – 50 வயதுகளில் இறந்துகொண்டிருந்த இந்தியர்களை, மருத்துவ அறிவியல் வளர்ச்சியானது இன்று 80 வயது வரை சராசரியாக வாழ வைத்துக்கொண்டிருக்கும்

டாக்டர் மு. அருணாச்சலம்

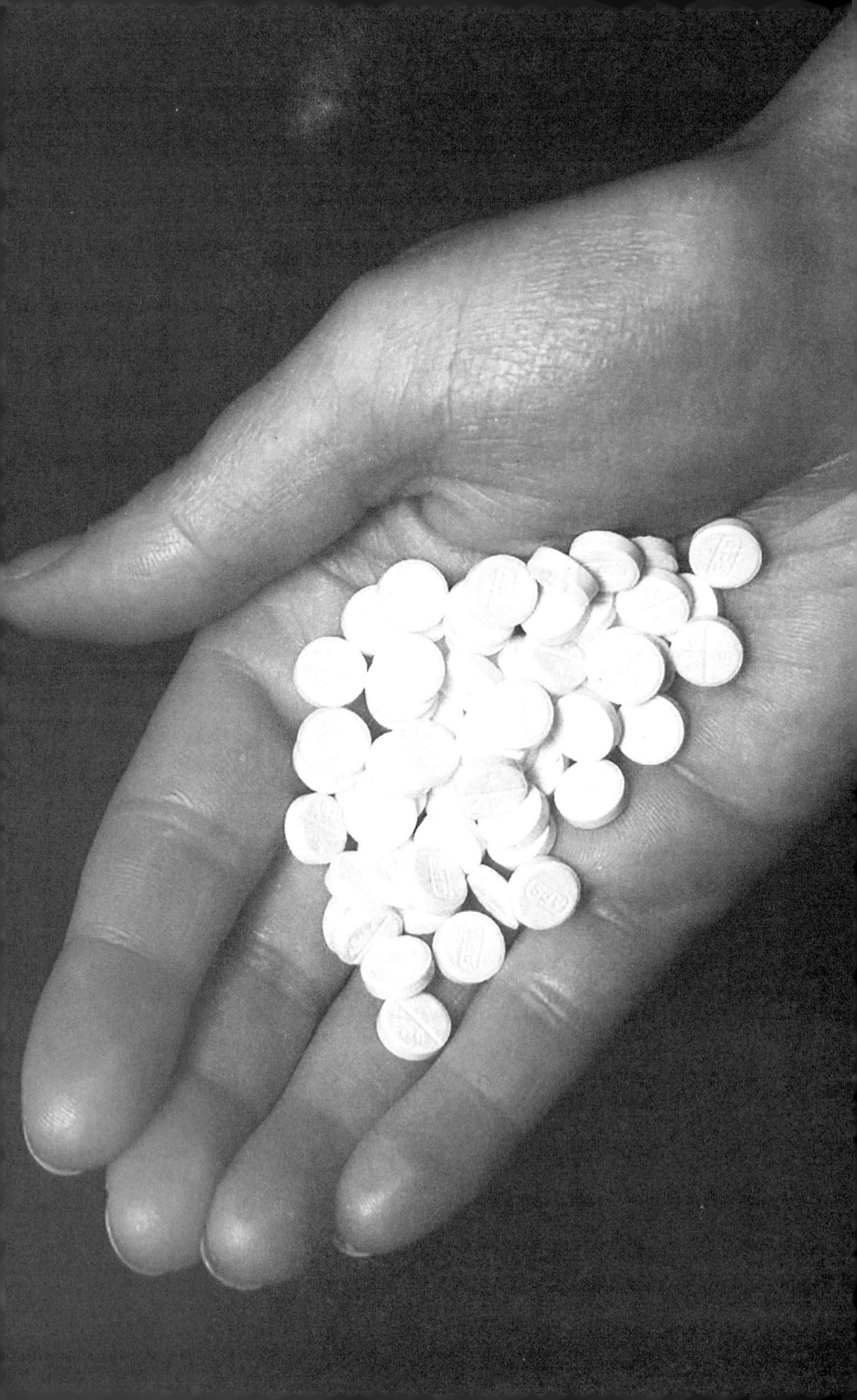

நேரத்தில், மக்கள் அனைவருக்கும் மருந்துச் சுமையோ, மருத்துவச் செலவோ இல்லாத வயோதிகத்தை அளிக்கவே நவீன மருத்துவம் விரும்புகிறது.

இளம் வயதினருக்கு - 20 வயதுக்குக் கீழே இன்சுலின் உடலில் சுரக்காததால் பாரம்பரியத்தால் வருபவர்களுக்கு Type I DM என்றும், இன்சுலின் சுரந்து, திடீரென இன்சுலின் சுரப்பது பற்றாமல் அல்லது சுரக்கும் இன்சுலின் வேலை செய்யாமல், நடுத்தர வயதினருக்கு வருவதை Type II DM என்றும், கர்ப்பகாலத்தில் கர்ப்பிணிகளுக்கு கர்ப்பமாக இருக்கும்போது மட்டும் வரும் கர்ப்பகால சர்க்கரை (Gestational Diabetes) என மூன்றாகப்பிரித்துப் பார்க்கப்படுகிறது. இதில் முதலாவதும்(Type I DM) மூன்றாவதும் (Gestational Diabetes) முழுமையாக இன்சுலினால் மட்டுமே குணப்படுத்தப்படுகிறது.

சர்க்கரை நோய் என்று வந்த பின்பு இனிப்பு, கிழங்கு, பழங்களைத் தவிர்த்து அரிசி பதார்த்தங்களைக் குறைத்து, தினசரி உடற்பயிற்சியைத் தவமாகச் செய்து, மாதாமாதம் ரத்தப் பரிசோதனை செய்து மருத்துவர் பரிந்துரைக்கும் மருந்துகளை உண்டுவந்தால் சுகாதாரமான, தரமான வாழ்க்கைக்கு உத்தரவாதம் உண்டு.

சர்க்கரைநோய் வருவதற்கு உடலில் சர்க்கரையைக் குறைக்கும் இன்சுலின் சுரக்காமல் (Insulin Deficiency) போவதும் சுரக்கும் இன்சுலின் குறைக்க வேண்டிய சர்க்கரையின் அளவைக் குறைக்காமல் (Insulin Resistance) போவதும் காரணம். அதனால், உடலில் இன்சுலின் சுரப்பதைத் தூண்டும் மருந்துகள் (Sulfonylurea, Glimepiride, Glipizide, Gliclazide, Glibenclamide), சர்க்கரை அளவை குறைத்து, இன்சுலின் வேலை செய்வதைக் கூட்டும் மருந்துகள் (Insulin Sensitizers Metformin, Pioglitazone) இன்சுலின் சுரப்பியைப் பாதுகாக்கும் மருந்துகள் (Acarbose, Miglitol, voglibose), இன்சுலின் ஊசிகள் (Insulin)... இவை தவிர உடலில் சர்க்கரையை உறிஞ்சாமல் தடுக்கும் மருந்துகள் என பல்வேறு ஆராய்ச்சிகளின் விளைவாக புதுப்புது நீரிழிவு மருந்துகள் வந்துகொண்டேயிருக்கின்றன. பாதிக்கப்படுபவர்கள் அதிகரிக்கவே, இந்த நோய்க்கு மருந்து கண்டுபிடிக்கும் ஆராய்ச்சிக்கு முதலீடு செய்யும் ஒவ்வொரு கம்பெனியும் கோடிக்கணக்கில் லாபம் பார்க்கலாம் என்ற எண்ணத்தில் சர்க்கரைநோயின் ஒவ்வொரு நிலைக்கும் மருந்து கண்டுபிடிக்கும் பல்வேறு ஆராய்ச்சிகளை ஊக்குவித்துவருகின்றன.

சர்க்கரைநோய் மருந்துகளில் மிக மலிவாகக் கிடைக்கும் (Sulfonylurea, Glimepiride, Glipizide, Gliclazide, Glibenclamide) மருந்துகளின் மிக முக்கிய பக்க விளைவு சர்க்கரையின் அளவை மிகக் குறைத்து (Hypoglycemia) விடுவதாகும். அதனால், இம்மருந்துகளை உட்கொள்ளும் நோயாளிகள் மருத்துவரின் பரிந்துரையின் பேரில் அளவாக அடிக்கடி உணவுடன், நேரத்துக்கு மருந்துகளை

டாக்டர் மு. அருணாச்சலம்

உட்கொள்ளுவது, மருத்துவர் பரிந்துரைத்த அளவுக்குச் சரியான நேரத்தில் உட்கொள்ளுவது மற்றும் விரதம் இருப்பதையும் காலம் தள்ளி சாப்பிடுவதையும் தவிர்ப்பது, அதிக உணவையும் அதிக இடைவேளையையும் தவிர்ப்பது, அதிக உடற்பயிற்சியைத் தவிர்ப்பது என நோயையும் அதன் மருந்துக்கான விளைவையும் தன் உடலின், உணவின் மாற்றங்களையும் புரிந்து நடந்துகொண்டால் பாதிப்பின்றி பத்திரமாக வாழலாம்.

சர்க்கரைநோய் மருந்துகளில் அடுத்து பரவலாக உபயோகப்படுத்தப்படுபவை இன்சுலின் வேலை செய்வதைக் கூட்டும் (Insulin Sensitizers Metformin, Pioglitazone) மருந்துகள். இவற்றுக்குச் சர்க்கரை அளவை உடனடியாகக் குறைக்கும் பக்கவிளைவு கிடையாது. Metformin மருந்துகள் எல்லா சர்க்கரை நோய் மருந்துகளுடன் சேர்த்து தரப்படுகின்றன. எடை கூடாது. இன்சுலின் ஊசி போட வேண்டிய அளவுக்கு நோயைத் தள்ளாது. Pioglitazone மருந்துகள் சர்க்கரையின் அளவை நன்றாகக் குறைக்கும் சக்தி உடையவை. ஒருசிலருக்கு எடை கூடலாம். மருத்துவரின் பரிந்துரையின் பேரில் மட்டுமே எடுத்துக்கொள்ள வேண்டும். இதய, சிறுநீரக நோயாளிகளுக்குத் தர மாட்டார்கள்.

உணவில் உள்ள சர்க்கரையின் அளவை உறிஞ்சும் சக்தியைக் குறைக்கும் (Insulin Sparer) மருந்துகள் சர்க்கரை நோயாளிகளுக்குக் கிடைத்த கொடையாகும்.

Acarbose, Miglitol, Voglibose மருந்துகள் எல்லாச் சர்க்கரை நோய் மருந்துகளுடனும் தரப்படுகின்றன.

இன்சுலின் Type I மற்றும் சர்க்கரையைக் கட்டுப்படுத்த முடியாத Type II நோயாளிகளுக்கும், கர்ப்பிணிகளுக்கும், பாலூட்டும் தாய்மார்களுக்கும் தரப்படுகிறது. வேலை செய்யும் நேரம், கால அளவு, சர்க்கரையைக் குறைக்கும் தன்மையைப் பொறுத்து பல்வேறு வகை இன்சுலின் ஊசிகள் வந்துகொண்டேயிருக்கின்றன. உடலிலேயே ஊசியைப் பொருத்தி தேவைக்கு ஏற்ப வெளியிடும் கம்ப்யூட்டர் ஊசிகளும் உள்ளன. பருமனைக் கூட்டும் இன்சுலின் ஊசிகளிலிருந்து, எடையைப் பாதிக்காத ஊசிகள் வரை விஞ்ஞானத்தின் வளர்ச்சி எல்லையே இல்லாதது.

சர்க்கரை நோயாளிகளின் உறவினர்கள் தெரிந்து வைத்திருக்க வேண்டிய ஹைப்போ கிளைசிமியா என்பது ரத்தத்தில் சர்க்கரையின் அளவு 60mgக்குக் கீழே செல்லும்போது ஏற்படும் நிலை. நீரிழிவு உள்ளவர்களுக்கு உணவு எடுத்துக்கொள்ள முடியாத ஜுரம், வாந்தி, பேதி என்ற நிலையிலும் மருத்துவர் அறிவுறுத்தலுக்கு அதிகமாகவோ, வயதானவர்கள் தெரியாமல் மருந்துகள் எடுத்துக்கொள்ளும்போதோ, உணவு குறைவாக உட்கொண்டு, உடற்பயிற்சியை அதிகப்படுத்தும்போதோ, திருமணம் மற்றும்

நீரிழிவு & பருமனை விரட்ட!

2 குழந்தைகள், 2 பெரியவர்கள் உள்ள ஒரு குடும்பத்தின் ஒரு மாதத் தேவை...

அரிசி	-	3 முதல் 5 கிலோ
இட்லி அரிசி	-	3 கிலோ
தேங்காய்	-	4 (வாரம் 1)
எண்ணெய்	-	1 லிட்டர்

இவற்றில் மிச்சமாகிற பணத்தை, காய்கறிகளுக்கு ஒதுக்கலாம். பெரும்பாலான வீடுகளில் கூட்டு, பொரியல் என்பது ஒரு வேளை மட்டுமே எடுத்துக்கொள்கிற உணவாக இருக்கிறது. அதைத் தவிர்த்து, 3 வேளைகளுக்கும் விதம் விதமான காய்கறிகளைச் சேர்த்துக்கொண்டால் நீரிழிவும் பருமனும் பக்கத்தில் வராது.

குடும்ப விழாக்களில் ஆர்வமாக மாத்திரைகளை சரியாக எடுத்துக் கொண்டு உணவை மறக்கும்போதோ ஏற்படலாம். ஹைப்போ கிளைசிமியாவின் அறிகுறிகளாக உடல் நடுக்கம், வாந்தி, குமட்டல், படபடப்பு, மனப்பதற்றம், பசி மற்றும் மயக்கமாகி, உடல் வலிப்புடன் உளறுவதாக மாறலாம். இதில் எந்த அறிகுறி இருந்தாலும், இன்சுலின் எடுப்பவராக இருந்தாலும், காரணமின்றி அரை மயக்க நிலையில் இருப்பவர்களுக்கு குளுக்கோஸ் கரைசலோ, சர்க்கரைக் கரைசலோ, இனிப்புகளோ தொட்டுத்தொட்டு வைத்து மருத்துவரை அணுகும் வரை மருந்தாகத் தரவேண்டும்.

சர்க்கரைநோய் மருந்துகளுக்கு இருக்கும் இன்னொரு முக்கியமான பக்க விளைவு பருமனைக் கூட்டுவதே. இது நோய் கட்டுப்பாட்டுக்குள் இருக்கும்போது நடைபெறும். ஒருவர் ஒழுங்காக மருந்து உட்கொண்டு உணவு, மருந்து, நடைப்பயிற்சி என்று எல்லாம் செய்தும் மாதா மாதம் ரத்தப் பரிசோதனை செய்யாவிட்டால் ஒருசில மாதங்களிலேயே சர்க்கரை கூடி உடல் மெலியக் காணப்படுவார்கள். சிலருக்கு அரிப்பு ஏற்படலாம். பார்வை மங்கலாகும். விரல் நுனி, கை, கால் இழுப்பதுடன் மரத்துப்போகும் உணர்வும் ஏற்படலாம். அதிக அளவு சர்க்கரை உடலில், ரத்தத்தில் இருக்குமானால் நரம்புகளில் பாதிப்பு (Diabetic Peripheral Neuritis) ஏற்பட்டு கால்களில் மரத்துப்போதல், வலி, புண் ஏற்படலாம்.

சர்க்கரைநோயைப் பற்றி தெளிவாக அறிந்து, மருத்துவர் அறிவுரையின் பேரில் நடந்துகொள்ளுபவர்களுக்கு உணவுக் கட்டுப்பாடு, நடைப்பயிற்சி, உடற்பயிற்சி என வாழ்க்கை நோய் பற்றிய தெளிவு வந்துவிடுவதால் மற்றநோய்கள் வராமல் வாழ்நாட்களை நீட்டித்துக்கொள்ளலாம்.

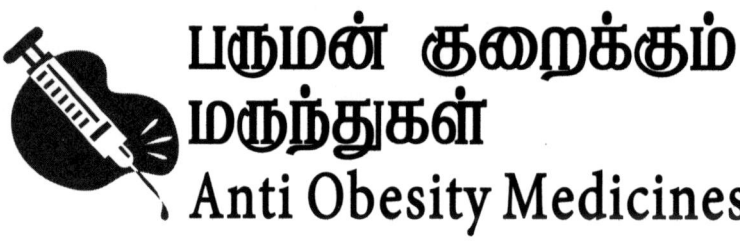

பருமன் குறைக்கும் மருந்துகள்
Anti Obesity Medicines

சராசரி மனித வாழ்க்கை (Life Span) என்பது 80 ஆண்டுகள். ஆனால், இது நேர்க்கோடு போல 0 - 80 எனச் செல்வதில்லை. 40 வரை ஏறுமுகமாகும், 40க்குப் பிறகு இறங்குமுகமாகவும் இருக்கும். ஒவ்வொரு 10 ஆண்டுக்கால வாழ்க்கையும் பல உடல் மாற்றங்களை உள்ளடக்கியது.

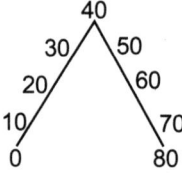

40 ஆண்டுகள் வரை வளர்ச்சியின் உச்சமாகச் செல்வது, பிறகு தேய்மானமாக 80 நோக்கி இறங்குகிறது. 80க்குப் பிறகு வாழும் வாழ்க்கை போனஸ் வாழ்க்கை. இதில் 40 வயது வரை ஒவ்வொரு 10 ஆண்டுகளும் தாய்ப்பாலின் சக்தியைப் பொறுத்து, அந்தந்த வயதுக்கு ஏற்ப, வளர்ச்சிக்கு ஏற்ற, உடல் உயரத்துக்கு ஏற்ற உணவு, சத்துகள், உடற்பயிற்சி, சுகாதாரமான சூழ்நிலை, பாரம்பரியம் என்பதைப் பொறுத்தே இது அமைகிறது. பெரும்பாலானவர்களுக்கு எந்த ஒரு பெரிய உடல் நலப் பிரச்னையும்

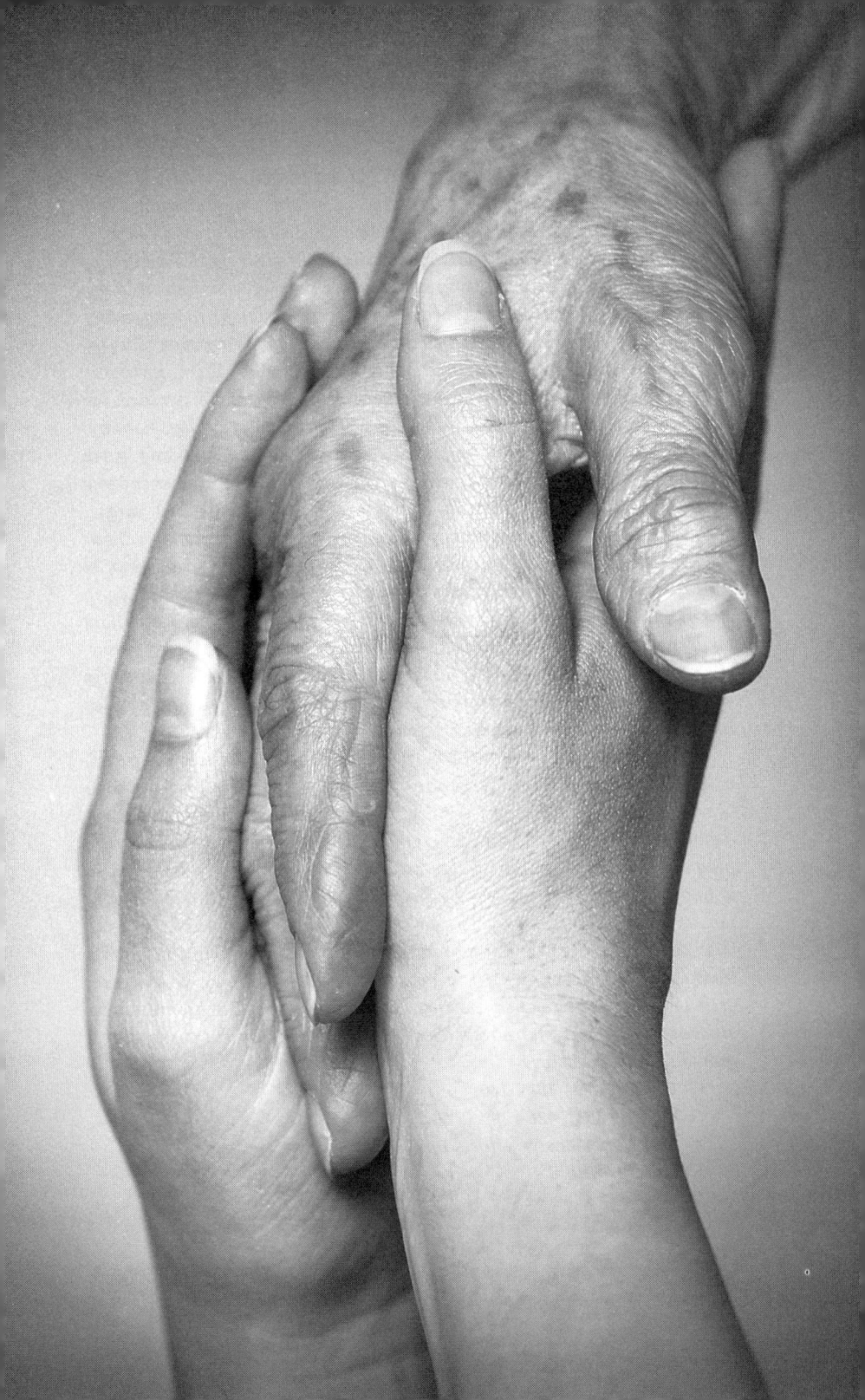

இன்றி உடல், மன வளத்தின் உச்சகட்டமான 40 வயதைத் தொட்டுவிட முடியும். அதற்குப் பிறகான வாழ்க்கை, விமானத்திலிருந்து குதிப்பதற்குச் சமமானது. பாராசூட்டுடன் குதிப்பது என்பது அந்த உயரத்திலிருந்து விழுவதை எப்படி ஒரு சுக அனுபவமாகவும் பாதுகாப்பான தாகவும் மாற்றுகிறதோ அவ்வளவு எளிதானது.

40 வயதுக்குப் பிறகு எப்படி நம்மைப் பாதுகாத்துக்கொள்வது பற்றி அறிவதே முதல்படி. 'எனக்கு எதுவும் வராது' என நினைப்பது, உடல் தரும் சிறுசிறு சிக்கல்களை உணராமல் இருப்பது, மருத்துவரை அணுகாமல் இருப்பது, தேவையான உடல் பரிசோதனை செய்து கொள்ளாமல் இருப்பது போன்றவைதான் குழப்பத்தின் ஆரம்பம்.

பெரிய இதயநோய் சிகிச்சை நிபுணராக இருந்தாலும், 'காலையில் விமான நிலையத்தில் திடீரென விழுந்து மரணம்' என்பது போன்ற செய்திகள் நமக்கும் பாடமாகும். 20 முதல் 40 வயது வரை நாம் எப்படி.... என்ன சாப்பிடுகிறோம்? உடற்பயிற்சியுடன் மன உளைச்சல் இல்லாத வாழ்க்கை வாழ்கிறோமா? இதுவே அந்த 40 வருட வாழ்க்கைக்கான அடித்தளம். 40 வயதுக்கு மேல் வருகின்ற நோய்கள் இப்போதெல்லாம் அதிக பணம் ஈட்டும் ஐ.டி. இளைஞர்களுக்கு 30 வயதுக்குள்ளாகவே மனஉளைச்சலுடனும் வேலைப்பளுவுடனும் வந்து சேர்கின்றன. அதிக கொழுப்பு, நீரிழிவு, ரத்தக்கொதிப்பு போன்ற பிரச்னைகள் பற்றிக் கொள்கின்றன. மருந்து, மாத்திரை, உணவுக் கட்டுப்பாடு, உடற்பயிற்சி, மன உளைச்சல் இல்லாத வாழ்க்கையானது மருத்துவரின் ஆலோசனையை மீறும் பட்சத்தில் மாரடைப்பாகவோ, பக்கவாதமாகவோ மாறிவிடக்கூடும்.

40 வயதுக்கு மேல் ஆரம்பிக்கிறது 'மெட்டபாலிக் சிண்ட்ரோம்'. உடலில் கொழுப்பு அதிகமாகி, ரத்தத்திலிருக்கும் நல்ல கொழுப்புகளை குறைத்து, கெட்ட கொழுப்பு வகைகளைக் கூட்டி, ரத்தக்குழாய்களில் கொழுப்புப் படலங்களாக *(Atherosclerotic plaques)* படரச் செய்கிறது. அதனால் ரத்தக்குழாய்ச் சுவர்களில் ஏற்படும் மாற்றத்தால் ரத்தக்கொதிப்பு நோய் உருவாகி, அதை படலங்கள் அடைக்குமானால் மாரடைப்பு, மூளையில் வாதம் போன்றவை ஏற்படும். இதற்கான ஆரம்ப அறிகுறியே மெட்டபாலிக் சிண்ட்ரோம். எடை *(BMI)*, ரத்தக் கொதிப்பு, நீரிழிவு, கொழுப்பு என பரிசோதனைகளை செய்து, அம்முடிவுகளை பாதுகாப்பான எல்லைக்குள் லட்சியமாக்கு*(Goal)*பவர்களுக்கு நோய் வருவதைத் தள்ளிப்போடலாம்.

G Glucose (70- 110 - 140)

O Obesity BMI<26<29

A Anti Hypertensive efforts Bp<140/90

L Lipid profile

HDL>40
LDL<100
Trid<150

பருமன் என உடலில் கூடும் கொழுப்பின் அளவையே கூறுகிறோம். பருமனை அளவிட Broca's Index முறை ஓர் எளிதான கணக்கு. இது பெரியவர்களுக்கு மட்டுமே. வளரும் குழந்தைகளுக்கு ஏற்றதல்ல. BMI அளவீடுகளும் அதன் வரையறைகளும் உலக சுகாதார மையத்தால் அங்கீகரிக்கப்பட்டவை. அந்த அட்டவணை...

18-25.9 - ஆரோக்கிய எடை
25-29.9 - அதிகப்படி எடை
30-34.9 - பருமன் கிளாஸ் - 1
35-39.9 - பருமன் கிளாஸ் - 2
40 (அல்லது) அதற்கும் மேல் பருமன் கிளாஸ் - 3

(அல்லது) தீவிரமான பருமன். உங்களது பிஎம்ஐ அளவீடு சரிதானா என்பதை உங்கள் மருத்துவரிடம் சோதனை செய்து கொள்ளுங்கள்.

ஒரே மாதத்தில் அதிகப்படி எடையைக் குறைப்பது என்பது எதிர்மறை விளைவுகளை ஏற்படுத்திவிடலாம். நடைமுறை சாத்தியம் கொண்டதாகப் பார்த்துக் கொள்ளுங்கள். எந்த உணவைக் குறைக்க வேண்டும்? எதைக் கைவிட வேண்டும்? உணவிலுள்ள சத்துப் பொருட்கள் என்னென்ன? நமக்கு எவ்வளவு சக்தி தேவை? சமச்சீர் உணவு என்ன? எத்தனை வேளைகள் சாப்பிட வேண்டும்? இவைபற்றி தெளிவாக அறிந்து செயல்பட வேண்டும்.

நடைப்பயிற்சி, நீச்சல், ஜாக்கிங், ஷட்டில் போன்றவை எடையைக் குறைக்க பெரிதும் உதவும். எப்போதும் பயிற்சிகளின் எண்ணிக்கையைப் படிப்படியாகவே அதிகப்படுத்த வேண்டும்.

மனிதனின் இரைப்பை ஒரு எலாஸ்டிக் பலூன் போன்றது. இரைப்பை ஏற்கனவே விரிந்த அளவுக்கோ, அதைவிட அதிகமாகவோ விரியும் போதே, அந்த நிலையை அடைந்தால்தான் சாப்பிட்ட ஒரு திருப்தி நமக்கு ஏற்படும். அதனால் உணவைக் குறைக்கும் அளவுக்குக் பதிலாகக் காய்கறிகள் எடுத்துக் கொள்ள வேண்டும். காய்கறிகளை வேகவைத்தும், பச்சையாகவும் எடுத்துக்கொள்ளலாம். பழம் அவசியம் என்றாலும், குறைவாகவே எடுத்துக்கொள்ள வேண்டும்.

தண்ணீராலும் இரைப்பையை நிரப்பமுடியும். பருமனை தடுத்தாலே 40 வயதுக்கு மேல் வரும் அனைத்து உபாதைகளிலிருந்தும் விடுபடலாம். உணவை மென்று சுவைப்பதன் மூலம் மூளை, உணவு உண்பதை நன்றாக அறியவைக்க முடியும். உணவில் அரிசி பதார்த்தங்களாக மாவுச்சத்தைக் குறைப்பதன் மூலம் பருமனைக் கட்டுக்குள் வைக்க முடியும். கண்டிப்பான உடற்பயிற்சி ஒரு கிலோமீட்டருக்கு 11 நிமிடம் என தினசரி 45 நிமிட நடைப்பயிற்சி

ஒல்லிபெல்லி ஆக மருந்தே கிடையாது!

பருமனைக் குறைக்க உதவுவதாக சொல்லப்பட்ட Sibutramine மற்றும் Lorcaserin இரண்டு மருந்துகளும் வாபஸ் பெறப்பட்டன. இவற்றில் Lorcaserinல் தலைவலி, களைப்பு, வாந்தி உள்ளிட்ட பக்க விளைவுகளுடன், மனநலப் பிரச்னைகளும், இதயக் கோளாறுகளும் ஏற்படுவதாகத் தெரிந்ததால் வாபஸ் பெறப்பட்டது.

பருமனைக் குறைப்பதில் எஃப்.டி.ஏ மற்றும் இ.எம்.ஏவால் அங்கீகரிக்கப்பட்ட ஒரே மருந்து Orlistat மட்டுமே. இது கொழுப்பு கிரகிக்கப்படுவதைக் குறைக்க உதவுகிறது. இதை எடுத்துக்கொள்வதால் மட்டுமே ஒட்டுமொத்த பருமனையும் உதறித் தள்ளி விட்டு, ஒல்லிபெல்லியாகிவிட முடியாது. கடுமையான உடற்பயிற்சி, கூடவே உணவுக்கட்டுப்பாடு ஆகியவற்றுடன் இந்த மருந்தையும் எடுத்துக் கொள்ளும் போது 3 சதவிகித எடைக் குறைப்புக்கு மட்டுமே இது உதவும். 100 கிலோ எடையுள்ள ஒரு நபருக்கு 3 சதவிகித எடைக் குறைப்பு என்றால் வருடத்துக்கு வெறும் 3 கிலோ மட்டுமே குறையமுடியும்!

எல்லாநோய்களையும்விரட்டிவிடும்.எடையைக் கட்டுப்பாட்டுக்குள் வைத்திருப்பவர்களுக்குக் கூட வருடாவருடம் 600 கிராம் முதல் 1 கிலோ வரை எடை கூடுவதாக ஆய்வுகள் கூறுகின்றன. பருமன் கூடும்போது கொழுப்பு உடலின் எல்லாப் பகுதிகளிலும் பெருகுவது போல ரத்தக்குழாய்களில் பெருகிப் படரும் போதுதான் ரத்தக் கொதிப்பு, இதயநோய்கள், பக்கவாதம் ஆகியவை மட்டுமல்ல... எடை தாங்க முடியாமல் மூட்டுவலி, முட்டித் தேய்மானம், இடுப்பு வலி போன்றவையும் ஏற்படுகின்றன.

வலிநிவாரணி மாத்திரையால் வலி குணமாவது போல, எடை குறைக்கும் மாத்திரைகள் இன்னும் முழுமையாகக் கண்டுபிடிக்கப்படவில்லை. சில மருந்துகள் அறிமுகப்படுத்தப்பட்டு இருக்கின்றன. இருப்பினும் டயட் மற்றும் உடற்பயிற்சியுடன்தான் பயன் அளிக்கின்றன. ஆகவே, மருந்துகள், பொடிகள், தேன் என எதுவும் பருமனைக் குறைக்க வேலை செய்யாது.

கடுமையான பருமனால் பாதிக்கப்பட்டவர்களுக்கு (BMI>40) அறுவை சிகிச்சையே தீர்வாகிறது. லேப்ராஸ்கோபிக் கேஸ்ட்ரிக் பைபாஸ், லேப்ராஸ்கோபிக் கேஸ்ட்ரிக் பேன்டிங் ஆகிய இரு சிகிச்சை முறைகள் இப்போது பின்பற்றப்படுகின்றன.

இப்பிரச்னை வராமல் தடுக்க 30 வயதிலிருந்தே வாழ்க்கை நடைமுறைகளில் என்னென்ன மாற்றங்கள் செய்ய வேண்டும்

என்பதை உணர்ந்து, உணவையே மருந்தாக முயற்சிக்கலாம். எப்படி ஆண் வழுக்கைக்கு மருந்துகள் இல்லையோ, அதுபோல உடல் பருமனைக் குறைக்கவும் மருந்துகள் இல்லை!

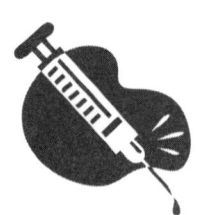

ரத்த அழுத்த நோய் மருந்துகள்
Anti hypertensive Drugs

ரத்தக்கொதிப்பு என்பது அதிக ரத்த அழுத்தமே. ரத்த அழுத்தம் (Blood Pressure) என்பது உடலின் மிக வலிமையான தசைகளாலான (மோட்டார் பம்பு) இதயம் உடலின் எல்லாப் பாகங்களுக்கும் ரத்தத்தை சுமார் 5 லிட்டர் ரத்தக்குழாய்களின் வழியாகச் செலுத்தும் போது உண்டாகிறது. இதயத்தினால் அழுத்தப்பட்டு ரத்தக்குழாய்களில் பாயும்போது அதன் சுவர்களில் ஏற்படும் அழுத்தமே ரத்த அழுத்தம் எனப்படுகிறது. இந்த ரத்த அழுத்தத்தினால் மட்டுமே, இதயத்திலிருந்து உயரத்தில் இருக்கும் மூளைக்கும் கணுக்காலுக்கும் கால் விரல்களுக்கும் சீராக ரத்தம் பாய முடிகிறது.

ரத்த அழுத்தம் என்பது 2 எண்களாகப் பதிவு செய்யப்படுகிறது. அதிகமாக இருக்கும் எண் முதலிலும், குறைவாக இருக்கும் எண் இரண்டாவதாகவும் குறிப்பிடப்படுகிறது. ரத்த அழுத்தத்தை இதயம் சுருங்கும் போது இதயத்திலிருந்து நுரையீரலுக்கும் உடலுக்கும் ரத்தம் வெளியேறும்போது இதய அறைகள் வெற்றிடமாகும் போது, ரத்தக்குழாய்களின் மீது ஏற்படும் தாக்கத்தை Systolic Blood Pressure என்கிறோம். இதைப் போலவே புதிய ரத்தம் நுரையீரலிலிருந்தும் உடலிலிருந்தும் இதய அறைகளுக்குள் நுழையும்போது, இதயம் தளர்ச்சியாகி ரத்தம் இதயத்தை நிரப்பும் போதுரத்தக்குழாய்களில் ஏற்படும் தாக்கத்தையே இதயம் விரியும்

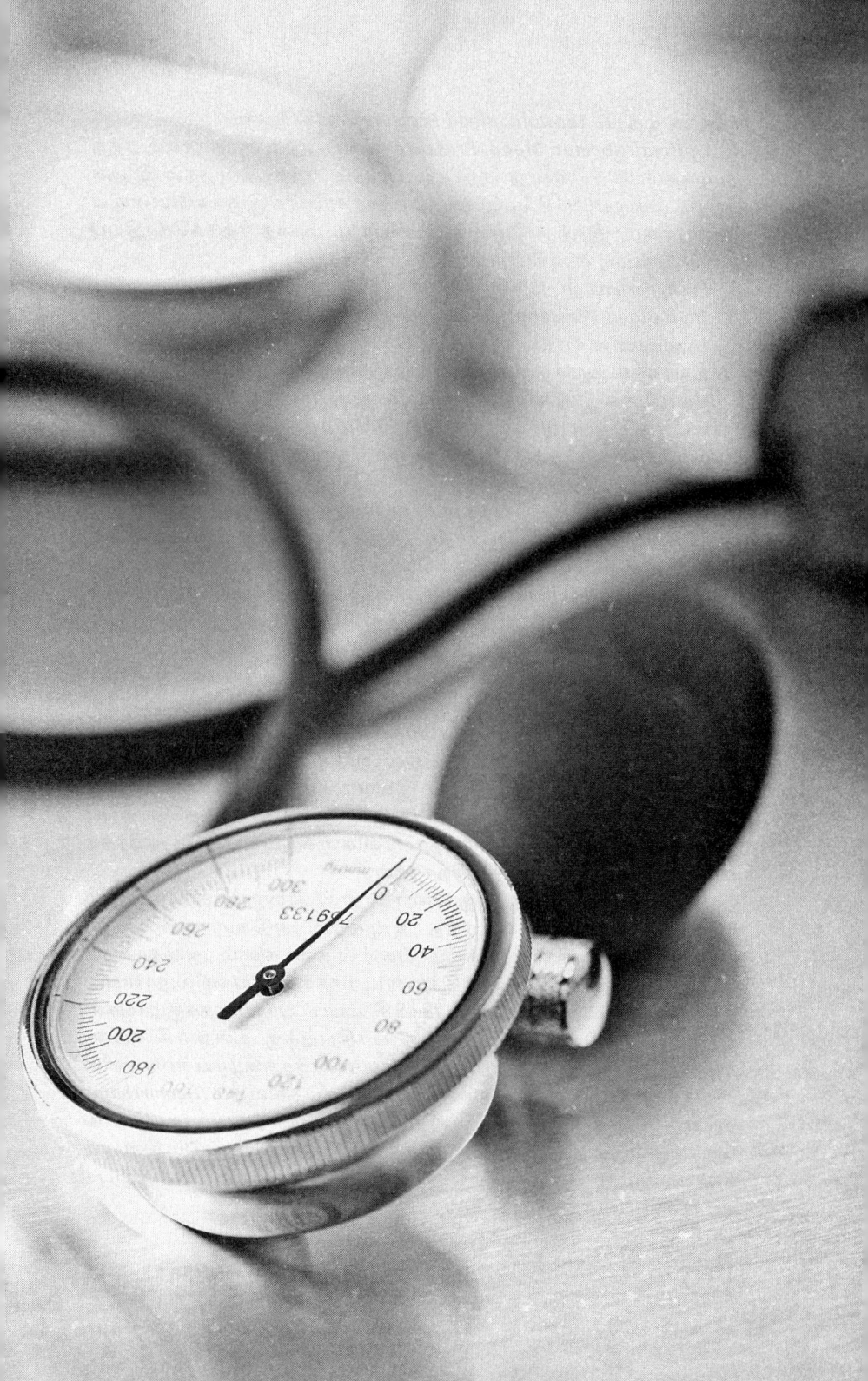

ரத்த அழுத்தம் Diastolic Blood Pressure என்கிறோம்.

Optimal/Normal Blood Pressure எனப்படும் சாதாரண ரத்த அழுத்தம் 130/95 என்று குறிப்பிடப்படும். ரத்த அழுத்தம் இந்தக் குறியீட்டுக்கு 130/95 கீழே இருக்கும் வரை சரியாக இருக்க வேண்டிய அளவாகும். இதற்கு மேல் கூடும்போது, அதை ரத்தக்கொதிப்பு (Hyper Tension) என்கிறோம்.

Prehypertension: 120/80 - 139/89
High Blood Pressure: 140-160 / 95-100
Hypertensive Crisis: > 160/110

உயர் ரத்த அழுத்தம் எதனால் ஏற்படுகிறது?

கோபமாக இருப்பவர்களுக்கும், வருத்தமாக இருப்பவர்களுக்கும், குண்டாக இருப்பவர்களுக்கும் மட்டுமே ரத்தக்கொதிப்பு வருவது இல்லை. 40 வயதுக்கு மேல் வரும் நோய்களில் 95 சதவிகிதம் ரத்தக்கொதிப்பே.

குண்டாக இருப்பவர்கள் எல்லோருக்கும் ரத்தக்கொதிப்பு வருகிறதா? இல்லை! ஆனால், ரத்தக் கொதிப்பு இருப்பவர்கள் எடை குறைப்பதால் ரத்தக்கொதிப்பும் குறைகிறது என்பது உண்மை. பாரம்பரியம் ஒரு காரணம். ஆல்கஹால், புகைப்பழக்கம் ரத்தக்கொதிப்பை அதிகப்படுத்துகிறது என்பது மருத்துவ உண்மை. உடல் உழைப்பு இல்லாதவர்கள், உடற்பயிற்சியே இல்லாதவர்களுக்கும் ரத்தக்கொதிப்பு வருகிறது. அதிக மன அழுத்தம் உள்ளவர்களுக்கு 3 மாதம் தூக்கமே இல்லாத ஆண்களுக்கும் 6 மாதம் தூக்கம் இல்லாத பெண்களுக்கும் ரத்தக்கொதிப்பு அல்லது சர்க்கரை நோய் வருகிறது என்கிறது மருத்துவ ஆய்வு. உடலில் நீரை இழுத்து வைக்கும் சக்தி உடையது உப்பு. இதனால் ரத்தத்தில் திரவ அளவு கூடி ரத்தக்கொதிப்பைக் கூட்டும். எனவேதான், ரத்தக்கொதிப்பு நோயாளிகளுக்கும் சிறுநீரக நோயாளிகளுக்கும் உப்பைத் தவிர்க்க மருத்துவர்கள் அறிவுறுத்துகிறார்கள்.

காரணம் பலவாக இருக்கலாம். ஏன் என்று தெரியாமலும் இருக்கலாம். ஆனால், ரத்த அழுத்தம் அதிகமாகும்போது, சுகாதாரமான நல்ல ரத்தக்குழாய்களில் தசைகளும், அதைச்சுற்றி விரிந்து சுருங்கும் திசுக்களும் கொண்ட ரத்தக்குழாய்களில், நாள்பட ரத்த அழுத்தம் அதிகமானால் பி.வி.சி. பைப் போல ரத்தக்குழாய்கள் அப்படியே இல்லாமல் விரிந்து பாதிப்புக்கு உள்ளாகின்றன. ரத்தக்குழாய்களில் ஏற்படும் விரிவுகளால் ரத்தக்குழாய் சுவர்களில் விரிசல் ஏற்பட்டு குழாய்களை விட்டு ரத்தம் கசிவதும் (Hemorrhagic events), ரத்தக்குழாய்களில் விரிசல் பைகள் (Aneurysm) போல தொங்குவதும் நடக்கின்றன. ரத்தக்குழாய்களில் ஏற்படும் சின்னச் சின்ன கிழிசல்களில் வடுக்கள் ஏற்பட்டு அவற்றில் கொழுப்புக் கட்டிகள் படர ஆரம்பிக்கின்றன.

இது போன்ற ரத்தக்குழாய்களில் ரத்த அழுத்தம் ஏற்பட்டு குழாய்கள் சுருங்கும் இடங்களில் ரத்தம் மிக மெதுவாகச் செல்லும் போது ரத்தம் உறைந்து கட்டிகளாகி, ரத்தக்குழாய்களில் அடைப்பு ஏற்படுத்தி, அது செல்லும் உறுப்புகளுக்கு ஏற்ப மூளையில் *(Stroke)* பக்கவாதமாகவோ, இதயத்தில் *(Heart Attack)* மாரடைப்பாகவோ, கை, கால்களில் ரத்தம் செல்லாமல் *(Vein Thrombosis)* உணர்வு சுற்று செயல் இழந்து போகவோ வாய்ப்பு இருக்கிறது.

ரத்தக்கொதிப்பு நோயின் அறிகுறிகள் என்று எதுவுமே இல்லாமல் கூட நோயாளிகளுக்கு ரத்தக்கொதிப்பு இருக்கும். பொதுவாக லேசான தலைச்சுற்று, காதுகளில் இரைச்சல், தலைக்கனம், தலைவலி, நெஞ்சு அழுத்தம், படபடப்பு, மூச்சு இரைத்தல், பெருமூச்சு மற்றும் கோபம், எரிச்சல், கை கால் நடுக்கம், தூக்கமின்மை, மூக்கில் ரத்தம் ஒழுகுதல் போன்ற சிறிய சிறிய அறிகுறிகளுடன், எந்த அறிகுறியும் இல்லாமலோ ரத்தக்கொதிப்பு இருக்கலாம்.

காரணமே இல்லாமல் 40 வயதானவர்களுக்கு வரும் ரத்தக்கொதிப்பை பிரைமரி ரத்தக்கொதிப்பு *(Primary Hypertension)* என்றும் சிறுநீரகம், அட்ரினல் கிளாண்ட் மற்றும் பாரம்பரிய ரத்தக்குழாய் நோய்கள் போன்ற காரணங்களோடு வருகின்ற ரத்தக்கொதிப்பை செகண்டரி ரத்தக்கொதிப்பு என்றும் குறிப்பிடுகிறார்கள். ரத்தக்கொதிப்பு பருமனாலோ, அதிக உப்பு உபயோகத்தினாலோ, அதிக ஆல்கஹால், புகை, மன அழுத்தம் போன்றவற்றுடன் உடற்பயிற்சி அற்ற வாழ்க்கையினால் ஏற்படுவதை வாழ்க்கை நடைமுறை மாற்றத்தினால் *(Life Style Modification)* நோயை ஓரளவு தள்ளிப்போடலாம். அல்லது கட்டுப்பாட்டுக்குள் வைத்துக் கொள்ளவோ, வராமல் தள்ளிப் போடவோ முடியும்.

வயது மற்றும் பாரம்பரியத்தினாலோ, வயதாவதினாலோ, இனத்தினாலோ ஆண்களுக்கு அதிகம் வர வாய்ப்பு இருக்கிறது. கர்ப்ப காலத்தில் பெண்களுக்கு என மாற்ற முடியாத காரணங்களினால் வரும் ரத்தக்கொதிப்பை முழுக்க முழுக்க மருத்துவரின் மருந்துகளின் துணையோடு எதிர்கொள்வதே நல்லது.

ரத்தக்கொதிப்பை பரிசோதிக்கும் போது மருத்துவருக்கு மருத்துவர் மாறுபடலாம். ஏனென்றால், ரத்தக்கொதிப்பு அதிக உடற்பயிற்சிக்கு பின்னோ, காபி, புகை *(Smoking)* மற்றும் அதிக உப்பு உள்ள உணவுக்கோ, வெகுநேரமாக சிறுநீரை அடக்கி வைத்து இருப்பவர்களுக்கும், மன உளைச்சலோடு தூக்கம் இல்லாமல் இருப்பவர்களுக்கும், காலையில் தூக்கத்திலிருந்து எழும்பும் போது மன அழுத்தத்தினாலும், மருத்துவர் முன்பும் *(White Coat Hyper Tension)* ரத்தக் கொதிப்பு அதிகமாக இருக்கலாம். ரத்தக் கொதிப்பை மருத்துவர் பரிசோதித்துப் பார்க்கும் முன் மேலே கண்ட காரணங்களைத் தவிர்க்கலாம்.

ரத்தக்கொதிப்பு மருந்துகள்

1. **உடலிலிருந்து நீரை வெளியேற்றும் மருந்துகள் (Diuretics)**
   Hydrochlorothiazide, Chlorthalidone, Indapamide, Furosemide
   இம்மருந்துகள் மிக மெதுவாக வேலை செய்யும். பொட்டாசியம் அளவுக்கு அதிகமாக வெளியேறலாம். இம்மருந்துகள் ஒரு வேளை தருவதாலும் நீர் வெளியேறுவதாலும் விலை குறைவாக இருப்பதாலும் முக்கியத்துவம் உள்ளவை. மிக குறைவான மருந்து அளவில் பக்கவிளைவு பலவற்றைத் தடுக்க முடிகிறது.

2. **ACE Inhibitors**
   Enalapril, Lisionopril, Ramipril
   சில மருந்துகளுக்கு இரவில் வறட்டு இருமல் வரலாம். மற்றபடி மிக அருமையான ரத்தக்கொதிப்பைக் குறைக்கும் குணாதிசயம் கொண்டவை. சர்க்கரை வியாதி, சிறுநீரக நோய், இதய நோய் உள்ளவர்களுக்கு கூட பாதுகாப்பான ரத்தக்கொதிப்பு மாத்திரைகள்.

3. **Angiotensin Blockers**
   Losartan, Volsartan, Telmisartan
   இம்மருந்துகளுக்கு வறட்டு இருமல் இருப்பது இல்லை. இவை *Ace Inhibitor* விட நல்ல தீவிரமாக ரத்தக்கொதிப்பைக் குறைக்கின்றன. ரத்தக்கொதிப்பினால் ஏற்படும் மோசமான விளைவுகளை முழுமையாக தவிர்க்கும் மருந்து.

4. **Calcium channel blockers**
   Verapamil, Diltiazem, Nifedipine, Amlodipine
   இம்மருந்துகளுக்கு மிக வேகமாக ரத்தக்கொதிப்பைக் குறைக்கும் குணாதிசயம் உண்டு. மற்ற எல்லா ரத்தக்கொதிப்பு மருந்துகளுடன் சேர்த்துத் தரப்படும் ஒரு மருந்தாகும். சில நோயாளிகளுக்குச் சில பல வருடங்களுக்கு பிறகு கணுக்கால் வீக்கம் ஏற்படலாம்.

5. **B.Adrenergic blockers**
   Propranolol, Metoprolol, Atenolol
   இது இதயத்துடிப்பைக் (Heart Rate) குறைத்து, ரத்தக் கொதிப்பையும் குறைக்கும் மருந்தாகும். ஒரு காலத்தில் பரவலாக உபயோகப்படுத்தப்பட்ட இம்மருந்து இப்பொழுது இளம் வயதினரைத் தவிர்த்து இதயத் துடிப்பைக் குறைக்கும் ரத்தக் கொதிப்பு மருந்தாகத் தரப்படுகிறது.

பரவலாக மேலே கொடுக்கப்பட்ட மருந்துகள் தவிர இன்னும் சில பழைய மருந்துகள் பக்கவிளைவுகள் காரணமாக உபயோகம் குறைந்தோ இல்லாமலோ போய்விட்டன.

ரத்தக்கொதிப்பு என்று மருத்துவரால் அறிவுறுத்தப்பட்ட பிறகு

வாழ்க்கை நடைமுறை மாற்றங்கள் *(அதாவது, உணவில் உப்பைக் குறைத்தல், வறுத்தது, பொரித்தது தவிர்த்தல், அசைவ உணவு குறைத்தல், மாவுச்சத்து எனப்படும் அரிசி பதார்த்தங்களைக் குறைத்தல், இதன் மூலமாக எடை குறைத்தல், தினசரி நடைப்பயிற்சி அல்லது நீச்சல், சைக்கிள், ஜிம் என ஏதாவது உடற்பயிற்சி, மன அழுத்தம் குறைத்து சந்தோஷமாக வாழ்தல்)* தினசரி மருந்து, மாதம் ஒரு முறை மருத்துவரிடம் ரத்தக் கொதிப்பு பரிசோதனை அல்லது சுய பரிசோதனை, 6 மாதத்துக்கு ஒருமுறை இதய பரிசோதனை என வாழ்க்கையை நடைமுறைப்படுத்திக்கொள்வது அவசியம். இதனால் கட்டுப்படுத்தாத ரத்தக்கொதிப்பினால் திடீர் மரணம், மாரடைப்பு, கை, கால் வராத பக்கவாதம், கண்களின் பார்வை இழப்பு, சிறுநீரக நோய்கள் மற்றும் பெரிய ரத்தக்குழாய்களில் சுவர் விரிவு நோய் *(Aneurysm)* போன்ற விளைவுகள் இல்லாமல் மூன்றாவது முறை பள்ளிக்குச் சென்று பேரன், பேத்திகளை வளர்த்து, நான்காம், ஐந்தாம் தலைமுறையைப் பார்த்துச் செல்லலாம்!

ரத்தக் கொழுப்பு குறைக்கும் மருந்துகள் Dyslipidemic drugs

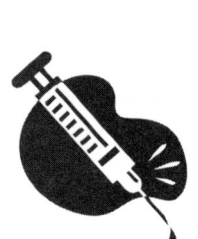

கொழுப்பு என்பது உடலுக்கு மிகவும் அவசியமான, உணவிலிருக்கும் ஒரு முக்கியமான மூலக்கூறு. ஒரு கிராம் கொழுப்பு 9 கலோரி சக்தி தரும் (கார்போஹைட்ரேட் எனப்படும் மாவுச்சத்தானது 4½ கலோரியை மட்டுமே தரும்). கொழுப்புச் சத்தானது கொழுப்பு அமிலங்களாக (Fatty acids) கிளிசரால் ஆகவும் கிளைகோஜென் ஆகவும் சேமித்து வைக்கப்படுகிறது.

இப்படியாக கொழுப்பு, உடலில் சேமித்து வைக்கும் தன்மை உடையதாகவே உள்ளது. உடனடி எனர்ஜி தேவைக்கு அவசியமான மாவுச்சத்தைவிட அதிகப்படியான மாவுச்சத்தும் (அரிசிப் பதார்த்தங்கள்) கொழுப்பாகவே சேமிக்கப்படுகிறது. அதனால், உணவில் கொழுப்பு அதிகமாக இருப்பது மட்டுமே பிரச்னை அல்ல. தமிழக மக்களின் உணவில் அரிசிப் பதார்த்தங்கள், பெரிய வாழைப்பழம், மாம்பழம், இனிப்பு போன்ற மாவுச்சத்து அதிகமாக இருப்பதும் இதற்குக் காரணமாகலாம். கொழுப்பு உடலுக்கு சக்தியையும் சூட்டையும் தருவது மட்டுமல்ல... சிறு உறுப்புகளையும் நரம்புகளையும் பாதுகாக்கும் உறைகளுக்கும் அவசியம்.

வைட்டமின்கள் *A, D, E & K* போன்ற முக்கியமான வைட்டமின்கள்

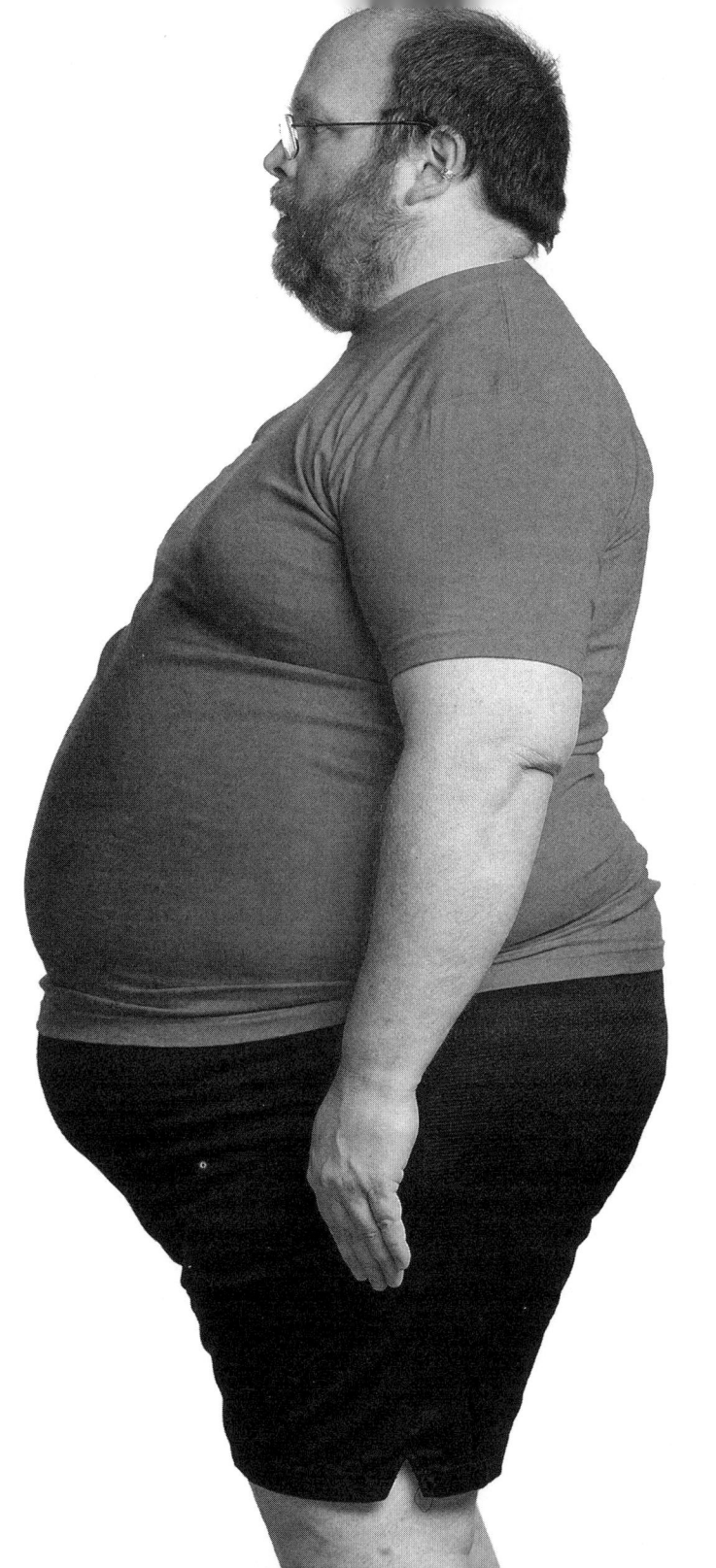

கொழுப்பில் கரையக்கூடியவை. இதனாலும்,கொழுப்பு மிக முக்கியமானது. அட்ரீனல் மற்றும் இனப்பெருக்க ஹார்மோன்களுக்கும் கொழுப்பு அமிலங்கள் மிக முக்கியமானவை கொழுப்பில் கரையும் வைட்டமின்களை வைட்டமின் *F* என்று கூறுவார்கள். இவை குறைந்தால் பலவித சரும நோய்கள், பித்தப்பை கல், தலைமுடி உதிர்தல், வளர்ச்சி குறைவு, மலட்டுத்தன்மை, சிறுநீரக ப்ராஸ்டேட் மற்றும் மாதவிடாய் பிரச்னைகள் உருவாகும். குடலில் வைட்டமின் *B* உருவாவதற்கும் கொழுப்புச்சத்து அவசியம். மூளையின் நினைவாற்றலுக்கும் கொழுப்பு மூலக்கூறுகள் முக்கியம்.

பழங்கள் மற்றும் வறுத்த, பொரித்த மாமிச மற்றும் பருப்புகளிலிருந்து கிடைக்கும் இந்தக் கொழுப்பு, அளவுக்கு அதிகமாகும்போது ஏற்படும் பிரச்னைகளே டிஸ்லிபிடேமியா.

ஒருவரது உணவில் *65%* மாவுச்சத்தும் *25%* புரதச்சத்தும் *5-10%* கொழுப்புச்சத்தும் இருந்தாலே போதுமானது. இவற்றோடு, காய்கறிகள், பழம், பருப்பு *(Nuts)* என இருப்பதையே சமச்சீர் உணவு என்கிறோம்.

துரித உணவு*(Fast Food)*, வாரக்கணக்கில் குளிர்சாதனப்பெட்டியில் கெட்டுப்போகாமல் இருக்கும்படி தயாரிக்கப்படும் உணவு (Frozen Food) ஹோட்டல் உணவுபோலவே வீட்டுச் சமையலில் எண்ணெய் அதிகமாக்கி வறுத்தவை *(Fried food)*, அதிகம் பொரித்த உணவுகள் *(Deep Fried Food)*, நெய்யும் இனிப்பும் அதிகமுள்ள உணவுகள் ஆகியவையும் கூட, இப்போது பாரம்பரிய உணவுமுறையிலும் ஊடுருவிவிட்டது. இருந்த இடத்தை விட்டு அசையாமல் இருக்கச் செய்யும் வீட்டு உபகரணங்கள் மற்றும் வாகனப் பயன்பாடு போன்றவையும் சேர்ந்து, கொழுப்பை அதிகரித்து, எமனாகிறது.

மாரடைப்பு என்றவுடன் ரத்தம் கட்டியாகி இதய ரத்தக் குழாய்களில் ரத்தப்போக்கை அடைப்பது, கொழுப்பு படிந்த குறுகலான ரத்தக் குழாய்களில் ரத்தக்கட்டி *(Clot)* அடைப்பதும் தோன்றும். இன்றைய இதய வல்லுநர்கள் ஒவ்வொரு நோயாளியின் உயிரைக் காப்பாற்றும்போதும், ரத்தக்குழாய்களை 'டை' அடித்தும், எக்ஸ்ரே, கதிர்வீச்சின் மூலம் அடைப்பையோ, குறுகலான இடங்களையோ ஆஞ்சியோகிராம் *(Angiogram)* மூலம் பார்த்து, அதிக கொழுப்பினால் ஏற்படும் அபாயங்களை கண்கூடாக உறுதி செய்துள்ளார்கள். *Coronary Angiography, OCT Infrared Light, Optical Coherence Tomography* போன்ற பரிசோதனைகளில் கொழுப்பினால் ரத்தக் குழாய்கள் எவ்வாறு குறுகுகின்றன என்பது தெளிவாகிறது.

கொழுப்பு உடலில், ரத்தத்தில் அதிகமாக இருப்பதையே டிஸ்லிபிடேமியா என்கிறோம். கொழுப்பு, ரத்தத்தில் *Lipoproteins* எனப்படும் பல்வேறு கொழுப்பு மூலக்கூறுகளால் ஆன கொழுப்பு வகைகளாகப் பிரிக்கப்படுகிறது.

லைப்போ புரோட்டீன்கள் நீரில் கரைவதற்கும், உடலின் எல்லா பகுதிகளுக்கும் எடுத்துச் செல்வதற்கும் எளிதானவை. மூப்பு, ரத்தக்கொதிப்பு, நீரிழிவு, டிஸ்லிபிடேமியா போன்ற பிரச்னைகளாலும் ரத்தக் குழாய்களின் பரப்புகளில் ஏற்படும் விரிதல்கள், உடைதல்களால் பல்வேறு லைப்போ புரோட்டீன்கள், நீர்நிலைகளில் நிற்கும் பாசி போல, *Atherosclerosis* எனும் கொழுப்புக் கட்டிகளாகப் படர்வதால், ரத்தக் குழாய்களில் சுருக்கம் ஏற்படுகிறது. லைப்போ புரோட்டீன்களை நல்ல கொழுப்பு, கெட்ட கொழுப்பு எனப் பிரிக்க முடியும்.

1. Triglycerides

N < 150

ஈரலிலோ, கொழுப்பு நிறைந்த உணவிலிருந்தோ, உடலுக்குக் கிடைக்கும் டிரைகிளிசைரைடு, *VLDL*, லைப்போபுரோட்டீனுடன் இணைந்து உடலின் பல பகுதிகளுக்கு எடுத்துச் செல்லப்பட்டு, ரத்தக்குழாய்களில் மாற்றத்தை ஏற்படுத்தும்... முக்கியமாக இதய ரத்தக்குழாய்களில்!

2 . LDL (Low Density Lipid)

லைப்போ புரோட்டீன் மூலக்கூறுகளின் எடையைப் பொறுத்து, *LDL (Low Density Lipoprotein), VLDL (Very Low Density Lipoprotein), HDL (High Density Lipoprotein)* எனப் பிரிக்கிறோம். *LDL* எனப்படுபவை, பல்வேறு புரதங்களாலும் (லைப்போ புரோட்டீன்) ஆன கொழுப்பு மூலக்கூறுகளைத் தண்ணீரில் கரையும் வண்ணம், ரத்தத்தில் எடுத்துச் செல்லும் கொழுப்பு மூலக்கூறாகும். ரத்தக்குழாய்களில் கொழுப்பு மிக அதிகமாகப் பரவ வழி ஏற்படுத்திக் கொடுக்கும் என்பதால் இதைக் கெட்ட கொழுப்பு என்பர்.

3 . VLDL (Very Low Density Lipid)

VLDL எளிதாக *LDL* ஆக மாறிவிடும். *VLDL*, டிரைகிளிசரைடு போன்ற லைப்போ புரோட்டீன்களை மற்ற இடங்களுக்கு எடுத்துச் செல்லும்.

4 . HDL (High Density Lipid)

> 40

HDL மூலக்கூறுகள் கொழுப்பை செல்களிலிருந்தும், ரத்தக்குழாய்ச் சுவர் திசுக்களிலிருந்தும், ரத்த ஓட்டத்தின் மூலம் வெளியே எடுத்துச் செல்லுவதால், ரத்தக் குழாய்களில் கொழுப்பு படராமல் பார்த்துக்கொள்கிறது. அதனால்தான், இது நல்ல கொலஸ்ட்ரால் எனப்படுகிறது. இந்தியர்களுக்கு இது குறைவான அளவில் இருப்பதுதான் பிரச்னையே. இதைக் கூட்டும் ஒரே வழி உடற்பயிற்சி மட்டுமே. வேறு எதனாலும் முறையாகக் குறைக்க முடியாது.

Total Cholesterol

முன்பெல்லாம் 220க்குக் குறைவாக 'டோட்டல் கொலஸ்ட்ரால்' என்பதை மட்டுமே அளவீடாகக் கொண்டு, 'கொழுப்பு அதிகமா' என்பதைச் சொல்லி வந்தோம். இப்போதோ, *LDL , VDL, HDL* ஆகிய *3* அளவுகளையும் உள்ளடக்கியதே கொலஸ்ட்ரால் என்பதால், இதில் எது அதிகம் என்பதைப் பொறுத்து, அதற்கு என்ன மருந்து தரவேண்டும், அது அதிகமாக இருந்தால் என்ன தீங்கு செய்யும் என்பதை அறியத் தருகிறோம். அதனால், *Lipid Profile Test* மூலம் மட்டுமே உடலில் கொழுப்புச்சத்து அறிந்து மருத்துவம் தரப்படுகிறது.

மொத்தத்தில், *HDL 40*க்கு அதிகமாக இருக்க வேண்டும். இது உடற்பயிற்சியினால் மட்டுமே சாத்தியம். உணவினாலோ, மருந்தின் மூலம் மட்டுமோ சாத்தியமில்லை. *Total Cholesterol,Triglyceride, LDL , VLDL* ஆகியவை கட்டுபாட்டுக்குள் வர உணவுடன் உடற்பயிற்சி மிக மிக அவசியம். இவை அதிகமாவதற்கு பாரம்பரியம் ஒரு காரணம். இருந்தாலும், ஒவ்வொரு நாள் உணவிலும் *5* சதவிகிதம் கொழுப்பு, நிறைய காய்கறிகள், குறைவான அளவில் பழம் ஆகியவை அவசியம். மிகக்குறைவான ஆல்ஹகால் மற்றும் தவிர்க்கப்பட்ட புகைப்பழக்கம் ஆகியவை நல்லது. எடை குறைப்பு மற்றும் ரத்தக்கொதிப்பு, சர்க்கரை நோய், சரியான கட்டுப்பாடு என்பது மிக அவசியம்.

LLA - Lipid Lowering Agents அல்லது Statins எனப்படுபவை கொழுப்பையும் அதன் மூலக்கூறுகளையும் குறைக்கும் மருந்துகள்.

ஸ்டாடின்ஸ் காளான்களிலிருந்து எடுக்கப்பட்டு தயாரிக்கப்பட்ட மருந்து. இப்போது வேதியியல் பொருட்களாக உற்பத்தி செய்யப்படுகிறது. *Atorvastatin Rosuvastatin* மருந்துகள் கொலஸ்ட்ரால்களை குறைக்கும். இவை கொலஸ்ட்ரால் உற்பத்தியைக் குறைப்பதுடன், *VLDL* - ஐக் குறைத்து, அதன்மூலம் *LDL* உற்பத்தியையும் குறைக்கும். ஸ்டாடின்கள் ரத்தக் குழாய்களில் ஏற்படும் விரிவுகள், பிளவுகளையும் சரிசெய்து, கொழுப்பு படர்வதையும் தடுக்கின்றன.

ஸ்டாடின்களின் பக்கவிளைவாக கண் பாதிப்புகளோ, நரம்பு மண்டலப் பாதிப்புகளோ, ஈரல் பாதிப்போ, தசைகளில் பாதிப்போ வரக்கூடும். அதனால், ஸ்டாடின் மருந்துகள் உட்கொள்ள ஆரம்பித்தவுடன் பாதிப்புகளைக் கண்காணித்து, மருத்துவரிடம் கூறி, தேவையான பரிசோதனைகளை செய்துகொள்வது அவசியம்.

ஃபிப்ரேட்ஸ் *(Fibrates)* மருந்துகளால் டிரைகிளிசரைடு குறைக்கப்படுகிறது. டிரைகிளிசரைடு உற்பத்தியையும் குறைத்து, டிரைகிளி சரைடு, லைப்போபுரோட்டினையும் உடைத்து, அளவைக் குறைக்கும் சக்தி வாய்ந்தது இது. டிரைகிளிசரைடு குறையும்போது *HDL* கூடுவதற்கான வாய்ப்பு உண்டு. மிக அதிகமான அளவில் டிரைகிளிசரைடு கூடி இருப்பதை *Hypertriglyceridemia* என்கிறோம்.

இதற்கு ஸ்டாடின் மற்றும் ஃபிப்ரேட்ஸ் சேர்த்து தரப்படுகிறது. ஃபிப்ரேட்ஸில் மிகக்குறைவான பக்க விளைவுகளே உண்டு.

VLDL, LDL இரண்டையும் குறைப்பதற்கு Nicodin Acid தரப்படுகிறது. இவற்றுக்குப் பக்க விளைவுகள் அதிகம்.

40 வயதுக்கு மேலே வரும் பருமன் (Obesity) நீரிழிவு, ரத்தக்கொதிப்பு, கொழுப்பு ரத்தத்தில் அதிகமாவது ஆகியவற்றைக் கட்டுப்பாட்டுக்குள் வைத்து இருந்தாலே போதும்... மருந்துகளுடன், மருத்துவர் ஆலோசனையுடன் ஒவ்வொருவருக்குமான பரிசோதனை விவரங்களுடன் அந்தந்த நோய்க்கான நம்பர்களை கட்டுப்பாட்டுக்குள் (GOAL) வைத்திருப்பதே இதற்கு வழி. 80 வயது வரை மற்ற நோய்கள் வராத, வந்த நோய்கள் நம்மை முடக்கிப் போடாத வாழ்க்கை நடைமுறை மாற்றங்களே (Life Style Modification) நம்மை வாழ வைக்கும். நோய் என்று வருமுன்பே பூமியிலே கால் பதியுங்கள்... சுத்தமான காற்றைச் சுவாசித்து, மற்ற மனிதர்களையும் நேரில் கண்டு, உடற்பயிற்சி செய்யுங்கள்...

உடல் அசைவே உயிர்! Movemet is life!

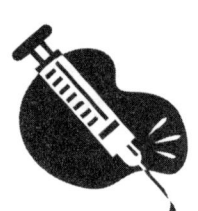

இதயநோய் மருந்துகள்
Heart Disease Drugs

உடலின் ஒவ்வொரு உறுப்புகளும் இன்றியமையாதவை என்றாலும் ஒவ்வொரு உறுப்புக்கும் ரத்தம் பாய்வதும், அதனால் அந்தந்த உறுப்புக்குத் தேவையான சத்துகளையும் ஆக்ஸிஜனையும் வெப்பத்தையும் செலுத்தும் இதயம் மிக முக்கியமான உறுப்பு என்பது நாம் அனைவரும் அறிந்ததே...

இதய நோய்களை அதன் வடிவ அமைப்பிலோ *(Anatomy Septal defects vascular defects)*, உட்கூறிலோ *(Internal Anatomy Infection Specified)* பிறவியிலோ *(Congenital)* அதன்பின் ஏற்படும் நடைமுறை *(Acquired)* மாற்றங்களை நோய்களை முதல் வகையாக *(Anatomical Malformation)* பிரிக்கலாம். இதயத்துக்கு ரத்தம் செல்லும் *3* முக்கியமான ரத்தக்குழாய்களில் ஏற்படும் மாற்றங்களால் வரும் நோய்களே இரண்டாவது வகை. இந்த நோய்களால் இதயம் ஒரு வலுவான தசைகளாலான மோட்டார் பம்பாக செயல்பட முடியாமல் போகும். இதயத்துடிப்பு *(Heart Beat)*, அதன் வேலையை *(Heart rate Function)* செய்ய முடியாமல் போவதை உள்ளடக்கியதே மூன்றாவது வகை.

முதல் வகை நோய்கள்... இதயத்தின் *4* அறைகளுக்கு இடையில் அதன் தடுப்புச்சுவர்களில் இரு மேல் அறைகளுக்கு நடுவில் ஏற்படும் துவாரம் பிறப்பின் போது அடையாத *(ASD - Atrial Septal*

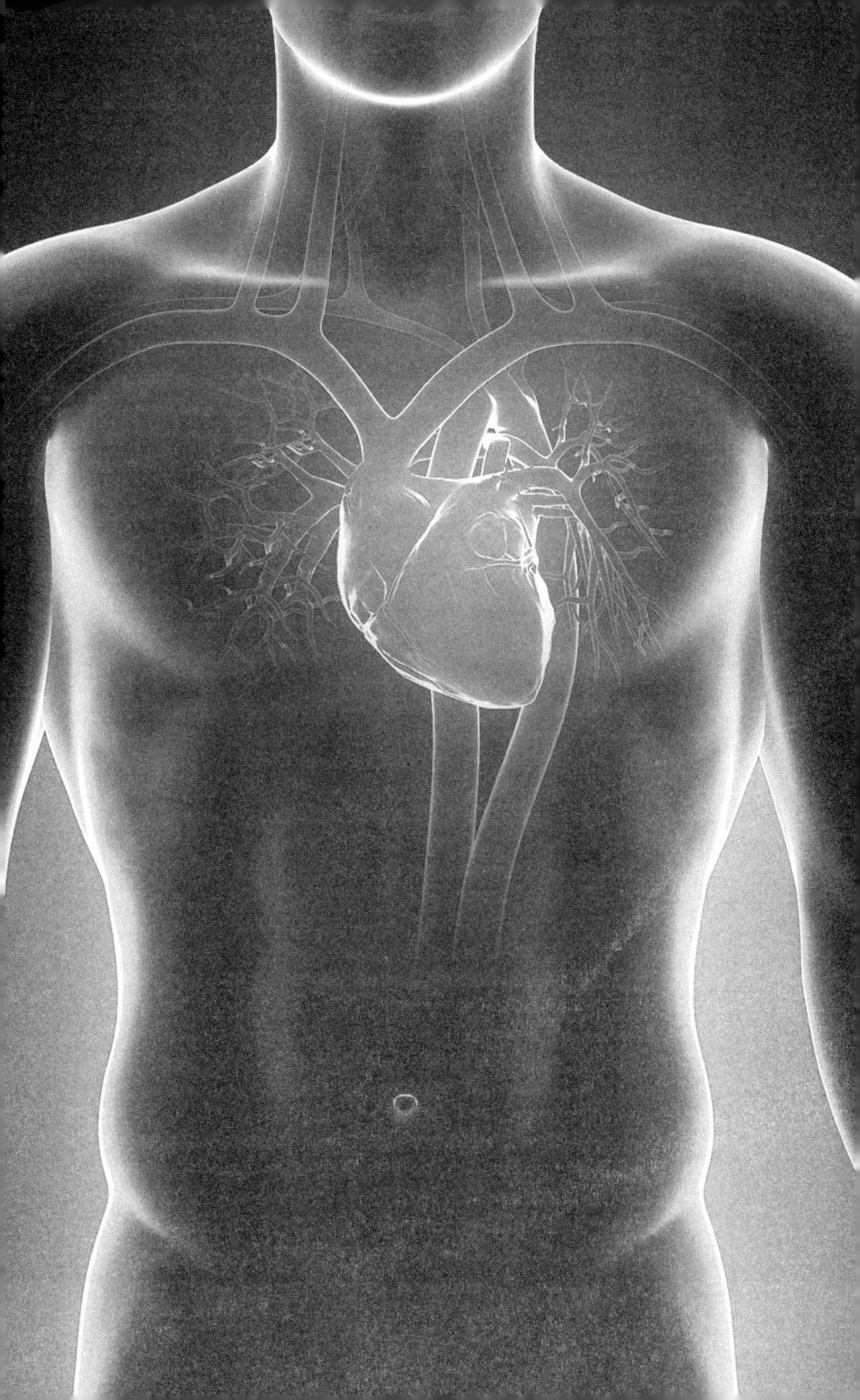

Defect) நோய், இரு கீழ் அறைகளுக்கு நடுவே ஏற்படும் துவாரம் பிறப்பின்போது அடைக்காத நோய் (VSD - Ventricular Septal Defect) இதனால் இடதுபுறம் செல்லும் நல்ல ரத்தம் வலதுபுறம் செல்லும் கெட்ட ரத்தத்துடன் கலக்க நேரிடும். இதயத்தின் 4 வால்வுகளுக்கு (Mitral valve, Aortic valve, Tricuspid Valve, The pulmonary valve) ஏற்படும் அதிக சுருக்கம், அதனால் ரத்தம் இதயத்திலிருந்து வெளியேற முடியாமல் இதயத்தின் சுவர்கள் வீங்குவதும் பின் செயல் இழப்பதும் (Cardiomyopathy) அதனால் உறுப்புகளுக்குத் தேவையான ரத்தம் கிடைக்காமல் போவதும். இதயத்தின் சுவர்கள் வீங்குவது என்பதும் இதயத்தின் தசைகள் விரிந்து சுருங்கும் தன்மையை இழந்து, அது செயல் இழப்பதே (Heart Failure).

இது பொதுவாக பிறப்பிலேயே இருப்பதால் பிறக்கும் குழந்தைகள் நீல நிறமாக மாறிவிடுவார்கள். நல்ல ரத்தம் உடலுக்குக் கிடைக்காததால் இந்த மாற்றம் ஏற்படுகிறது. அவ்வாறு நீலமாக மாறாமல், சற்று தாமதமாக நோயை வெளிக்காட்டும் குழந்தைகளும் உண்டு. இதுபோன்ற குழந்தைகளுக்கு மூச்சுத்திணறல், நெஞ்சு வலி, பால் அருந்தாமை, வியர்வை, மயக்கம், எடை குறைவு என தாய்மார்கள் உணர்ந்து மருத்துவரிடம் வர வாய்ப்பு இருக்கிறது. ரத்தக்கொதிப்புக்கு ஒழுங்காக மருந்து எடுக்காமல் போகும்போது இடது கீழ் அறை வீங்கி அதனால் இதயம் செயல் இழக்கக்கூடும். இந்நோய்களுக்கு அறுவை சிகிச்சை முறைகளே தீர்வு - இதய மாற்று அறுவை சிகிச்சை உள்பட. இரண்டாவது வகை... இதயத்துக்கென ரத்தம் செல்லும் 3 முக்கியமான ரத்தக்குழாய்கள் இருக்கின்றன.

இதயத்தின் வலிமை மிகுந்த தசைகளை மையோகார்டியம் என்கிறோம். இதற்கு ரத்தம் அயோர்டா (Aorta) எனப்படும் முக்கிய ரத்தக்குழாயிலிருந்து வலதுபுறமாக வலது இதய ரத்தக்குழாய் (RCA - Right Coronary Artery) இடதுபுறமாக இடது இதய ரத்தக்குழாய் (RCA - Right Coronary Artery) என இரண்டாகப் பிரிந்து இதயத்தின் எல்லா தசைகளுக்கும் ரத்தம் செல்கிறது. எங்கேனும் அடைப்பு ஏற்பட்டால் அந்தப் பகுதிக்கு ரத்தம் செல்லாமல் அந்தத் தசை இறந்து போவதையே மாரடைப்பு என்கிறோம். கோபம், எரிச்சல், கத்துதல், வருத்தம் போன்ற உணர்ச்சிகளின் போதும் உடலின் எல்லா ரத்தக்குழாய்களும் சுருங்கும். இதயத்தில் ரத்தக்குழாய்கள் சுருங்கும்போது அந்த இடத்தில் கொழுப்பு படர்ந்து இருந்தால், மெதுவாக ரத்தம் அந்த இடத்தை கடக்கும்போது கட்டியாக உறையலாம். அல்லது உடலின் வேறு பகுதிகளில் இருந்து வரும் ரத்தக்கட்டி (Blood Clot), அந்த இடத்தைத் தாண்ட முடியாமல் அடைப்பு ஏற்படும்.

இப்படி அடைப்பு ஏற்படும்போது மாரடைப்பின் அறிகுறிகளாக நடு நெஞ்சுவலி, வலது, இடது நெஞ்சுவலி, நெஞ்சை அழுத்துவது

போன்ற மாரடைப்பு வலி, நடந்தால், மாடிப்படி ஏறினால் வரும் வலி, கழுத்து வலி, பல் வலி, இடது தோள்பட்டை வலி, இது தோள்பட்டையிலிருந்து இடது கை முழுவதும் வரும் வலி, மேல்வயிறு வலி, மூச்சடைப்பு, திடீரென்று நெஞ்சுவலியுடன் வரும் வியர்வை, மயக்கம் போன்ற எல்லா அறிகுறியுடனோ, ஏதாவது ஒரு அறிகுறியுடனோ இருந்தால் மருத்துவரை உடனடியாக அணுகுவது மிக முக்கியம்.

இ.சி.ஜி.(*ECG - Electro Cardiogram*) பரிசோதனை மூலம் கண்டுகொள்ளப்படும் இந்நோயை, இதய தசைகள் இறந்து போவதைத் தெரிவிக்கும் என்சைம் பரிசோதனைகளின் மூலம் உறுதி செய்யலாம். ஆஞ்சியோகிராம் மூலம் இதயத்தின் எந்தக் குழாய், எவ்வளவு உள்ளளவு, எவ்வளவு நீளம் அடைக்கப்பட்டிருக்கிறது என்பதை அறிந்து, அந்த ரத்தக்குழாயை விரிக்கும் ஸ்டென்ட் (*Stent*) மூலம் முழுமையான நிவாரணம் அளிக்கலாம்.

ஆஸ்பிரின் (*Aspirin*), குளோபிடக்ரெல் (*Clopidogrel*) போன்ற வாய்வழி மருந்துகள் மூலம் ரத்தக்குழாயின் அடைப்பை சரி செய்யவும், ரத்தக்கட்டியைக் கரைக்கவும் முடியும். நரம்பு வழியாக ஸ்டெரப்டோகைனஸ் (*Streptokinase*), அல்டேப்ளேஸ் (*Alteplase*), லோ மாலிக்குள் ஹெப்பாலின் (*Low Molecule Hepalin*) போன்ற மருந்துகளை செலுத்தும்போது ரத்தக்கட்டிகளைக் கரைக்கலாம். இதன் பின், கொழுப்பு படிந்து சுருங்கிய ரத்தக் குழாய்களை ஸ்டென்ட் மூலமாகவோ, நல்ல ரத்தக்குழாய்களை வேறு இடத்திலிருந்து எடுத்து அடைப்புகளுக்கு முன்னும் பின்னும் தைத்து பைபாஸ் செய்வதன் மூலமாகவோ நிரந்தரத் தீர்வு அளிக்க முடியும்.

அவசர சிகிச்சைகளின்போது நைட்ரோ கிளிசரின் மருந்துகள் மூலம் தற்காலிகமாக அடைப்பை விரிப்பதற்கு உதவுவார்கள். ரத்தக்குழாய்கள் அதிகமாக விரிவடையும்போது ரத்தக்கொதிப்பு குறையும் வாய்ப்பு இருக்கிறது.

Antiplatlet Drugs, Aspirin Clopidogrel போன்றவை உறைந்த ரத்தக்கட்டிகளை கரைக்கப் பயன்படுகின்றன. தினம் இம்மருந்துகளை உட்கொண்டு, ரத்தக்கட்டிகள் உருவாகாமல் செய்து, மாரடைப்பு, பக்கவாத நோய்கள் வராமல் தடுக்கலாம். இதயநோய் உள்ளவர்களுக்கும், ரத்தக்கொதிப்பு, சர்க்கரைநோய் உள்ளவர்களுக்கும், 40 முதல் 50 வயது உள்ளவர்களுக்கும் இது வாழ்நாள் முழுக்கத் தரப்படுகிறது. ஆஸ்பிரின் மிக பரவலாக பயன்படுத்தப்படும் மருந்தானாலும், சிலருக்கு இரைப்பை புண் (*Ulcer*) ஏற்படுத்தும். இரைப்பையில் ரத்தக்கசிவு கூட வரலாம். நோயாளிகளின் பக்கவிளைவுகளைப் பொறுத்து மாற்று மருந்தாக *Clopidogrel* மட்டுமோ அல்லது இரைப்பை புண்ணாகாமல் இருக்கும் மருந்துடனோ தருவார்கள்.

மூன்றாவது வகை இதயம் துடிப்பது சம்பந்தமானவை. இதயத் துடிப்பு என்பது இதயம் விரிவது, சுருங்குவது... இதயம் விரியும்போது இடது மேல் அறையில் (Left atrium) நுரையீரலிருந்து ஆக்ஸிஜனுடன் வரும் நல்ல ரத்தம் இடது கீழ் அறைக்குச் (Left Ventricle) சென்று விடும். அதே வேளையில் வலது மேல் இதயம் விரியும் போது ரத்தம் இதயத்துக்கு மேலிருந்தும் இதயத்துக்குக் கீழிருந்தும் (சிறுநீரகம், ஈரல் வழியாக சுத்தமடைந்து), வலது மேல் அறைக்குள் (Right Atrium) வந்த பிறகு, வலது கீழ் அறைக்குச் சென்று (First ventricle) அங்கிருந்து நுரையீரலுக்குச் சுத்திகரிப்புக்காக சென்றுவிடும். இப்படி, ஒரு இதயத் துடிப்பில் சுருங்கும் போதே, ரத்தம் வலது கீழ் அறைக்கு சென்று, அங்கிருந்து நுரையீரலுக்கும் சுத்திகரிப்புக்காக சென்றுவிடும்... வலது கீழ் இதயத்திலிருந்து நுரையீரலுக்கும், இடது இதயத்திலிருந்து உடலின் பெரிய நல்ல ரத்தக்குழாயான அயோர்டா (Aorta) உள்ளும் செலுத்தப்படுகிறது. இந்த இதயத் துடிப்பை (Heart Rate) ரத்தக் குழாய்களில் உணருவதையே நாடித்துடிப்பு (Pulse Rate) என்கிறோம். இதயம் நன்கு துடிப்பதையும், அதைப் பல்வேறு இடங்களில் பரிசோதிப்பதன் மூலம், எல்லா இடங்களுக்கும் ரத்தம் சீராகப் பரவுவதையும், ரத்தக் குழாய்களில் அடைப்பு இல்லை என்பதையும் நாடித்துடிப்பின் மூலம் அறியும் மருத்துவர்கள் ரத்தக்கொதிப்பை (BP) ஓரளவு சொல்லமுடியும். கருவுற்று இருப்பதை எல்லாம் சொல்ல முடியாது!

நோயாளியும் 75% தனது துடிப்பு மாற்றங்களை உணர முடியும். இதயத்தின் மேல் அறைகள் தனியாக வேகமாகத் துடிப்பதை (Atrial Fibrillation), இதயத்தின் கீழ் அறைகள் தனியாக வேகமாகத் துடிப்பதை (Ventricular Fibrillation) என்கிறோம். அதிவேகமாகத் துடித்தால், *Defibrillator* மூலமாக ஷாக் கொடுத்து உயிரைக் காப்பாற்ற முடியும். சில மருந்துகள் (Beta Blockers) மூலமும் இதயத்தின் துடிப்பைக் குறைக்க முடியும். திடீரென ஏற்படும் இறப்புகளைத் தவிர்க்க இதயத்துடிப்பு திடீரென அதிகப்படும்போது, குறைப்பதற்கு தோலின் கீழே இதயத்தின் அருகிலேயே *Defibrillator* பொருத்தப்படுகிறது.

இதயம் மிக மெதுவாக (<60/minute) துடிக்கும் போது பேஸ்மேக்கர் மூலமாக இதயத் துடிப்பை கூட்டும் கருவிகளும், தோலின் கீழ் இதயத்தின் அருகிலேயே பொருத்தப்படுகின்றன. இதயத் துடிப்பு மேல் அறையிலிருந்து கீழ் அறைக்குக் கடக்கும்போது ஏற்படும் தடையை 'ஹார்ட் பிளாக்' என்கிறோம்.

இதயம் நன்றாகத் துடிப்பதற்கு, இதயம் வேலை செய்ய மறுப்பவர்களுக்கு (Heart Failure), மிகக்குறைந்த அளவில் *Digoxin* தர ஆரம்பித்து, வாரத்தில் 5 நாட்கள் மட்டும் என்று தேவையைப் பொறுத்து கூட்டிக்கொண்டு செல்லுவார்கள். ரத்த அளவைக்

குறைப்பதற்கு நீரை வெளியேற்றும் Diuretics Frusemide Torsemide மருந்துகள் தரப்படுகின்றன. இதயம் வேகமாகத் துடிப்பதைக் குறைப்பதற்கு Metoprolol, Atenolol, Propranolol மருந்துகள் குறைந்த அளவில் தரப்படுகின்றன.

இதுவரை நாம் பார்த்தவை 40 வயதுக்கு மேல் வரும் பல்வேறு நோய்களுக்கு பரவலாகத் தரப்படும் மருந்துகள் மற்றும் அவற்றின் பக்க விளைவுகளே.

சரும நோய்களுக்கான களிம்புகளும் கண் நோய்களுக்கான சொட்டு மருந்துகளும்

Topical Applicants - Derma Ointments & Ophthal drops

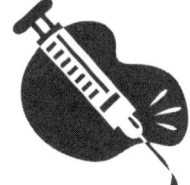

தோல் என்கிற மிகப்பெரிய உறுப்பே, நமக்கான பாதுகாப்பு அரணும் கூட. 16 முதல் 21 சதுர அடி பரப்பளவும், 2 முதல் 3 மி.மீ. பருமனும் உடையது. ஒரு சதுர இஞ்சுக்கு 650 வியர்வைச் சுரப்பிகளையும், 20 சிறிய ரத்தக்குழாய்களையும், 60 ஆயிரம் கறுப்பு நிறமிகளையும், 1000 நரம்பு நுனிகளையும் கொண்டது. Epidermis, Dermis, Subcutis or Hypodermis என்ற 3 அடுக்குகளாகப் பிரிக்கப்படுகிறது. இதற்குக் கீழ் கொழுப்பு படரும். இதற்குள் ரத்தக்குழாய்களும், இன்னும் கீழே தசைகளும் தசை நார்களும் எலும்புகளும், இதையடுத்து உறுப்புகளும் என உடலில் அடுக்கடுக்காக அமைந்துள்ளன. அடிப்படையில் எல்லா தசைகளுக்கும் தோலுக்கும் தனித்தனி ரத்தக்குழாய்கள் உள்ளன.

தோலில் வியர்வைச் சுரப்பிகள், எண்ணெய்ச் சுரப்பிகள், ரோமக் கணுக்கள் போன்றவையும் உள்ளன. வியர்வை வெளியேறுவதன் மூலம் வெளிப்புற தட்பவெப்பநிலைக்கு உடலின் மேற்பகுதியை ஈரமாக்கி,வெப்பத்தைச் சமப்படுத்தும். அதோடு, சிறுநீரகத்தைப் போன்று வியர்வையின் மூலமும் தேவையற்ற உப்புகளும் தாதுக்களும் வெளியேறும். இதிலுள்ள எண்ணெய் சுரப்பிகள் தோலைத் தேய்மானத்திலிருந்து பாதுகாத்து, நல்ல தோற்றத்தை அளிக்கின்றன. தொடு உணர்ச்சி என்பதும் மிக

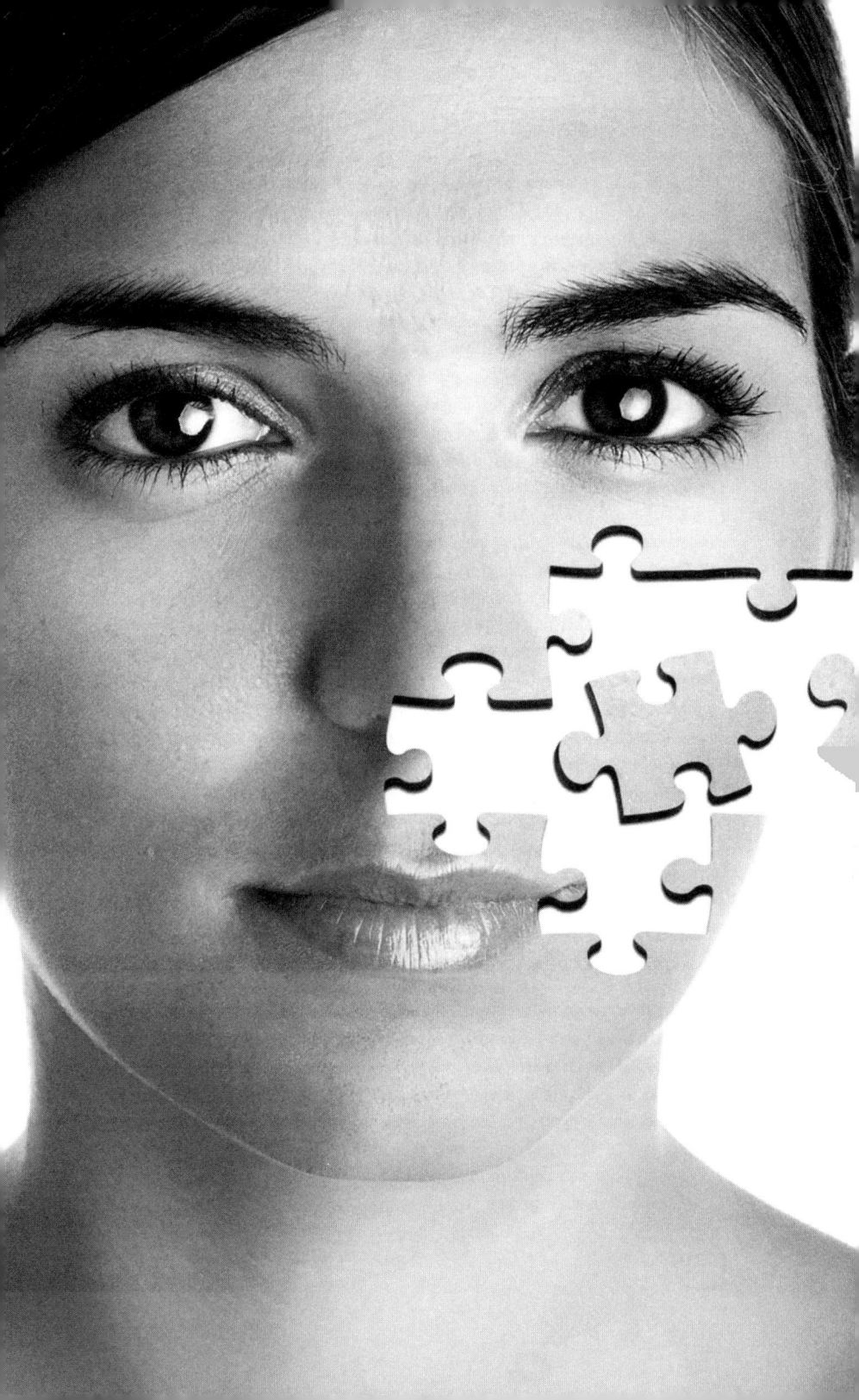

முக்கியமானது. வெப்பம், குளிர்ச்சி, அதிர்வு, காயம் போன்ற உணர்வுகளை உடலுக்குக் கடத்தும், உடலைப் பாதுகாக்கும் வளையம் தோலைச் சார்ந்ததே. இதன் மூலம் காயங்களிலிருந்து உடலைப் பாதுகாப்பதுடன் தோலிலிருந்து தேவைக்கு அதிக நீர் வெளியேறாமலும் பார்த்துக்கொள்கிறது.

உள்ளங்கைகளிலும் உள்ளங்கால்களிலும் மிக முரடான தோல் இருப்பதால் நடக்கவும், பொருட்களைப் பற்றிக்கொள்ளவும், உடல் உழைப்பதும் உயிர் வாழவுமாக மனிதனுக்குப் பயன்படுகிறது.

தோலின் மூலம் உடலுக்கு உள்ளே எல்லா மூலக்கூறுகளும் உறிஞ்சும் சக்தி வாய்ந்தது. தெரிந்தோ, தெரியாமலோ தோலின் மீது படும் நீர், காற்று, நீரில் காற்றில் கரைந்த திரவப்பொருட்கள், திடப்பொருட்களைத் தோல் உறிஞ்சும் சக்தி இருப்பதை ஆதிமனிதன் தெரிந்து வைத்திருந்தான். புளிப்பத்து, இஞ்சிப்பத்து, எலுமிச்சைப்பழம் செருகுவது, கரும்புள்ளி, செம்புள்ளி குத்துவது, மஞ்சள் துணி, கறுப்புக் கயிறு, காப்புக்கட்டுவது... அல்லது தைலங்கள், ஆயின்மென்ட் தடவுவதும் தொடரும் பழக்கமே.

Drugs 1940 Cosmetic Act மூலம் நவீன மருந்துகள் அனைத்துமே நவீன மருத்துவரின் பரிந்துரையின்பேரில் மட்டுமே பயன்படுத்த வேண்டும் என்ற விதியிலுள்ள ஓட்டையைப் பயன்படுத்தி வணிக நிறுவனங்கள், விளம்பரங்களின் மூலம் களிம்புகளையும் ஜெல்களையும் இன்ஹேலர்களையும் விற்று வருகின்றனர். இதனால் ஆரம்பநிலையில் மருத்துவரை அணுகாமல் நோய் முற்றிய பின்பே மக்கள் மருத்துவம் தேடி வருகின்றனர். முக்கால்வாசி மருந்துகள், தடவும் இடத்தில் எரிச்சலையோ, வலியையோ ஏற்படுத்தி உள்ளே ஏற்படும் வேதனையை தெரியாமல் செய்து வருகின்றன. சில வகை மருந்துகள் தடவும் இடத்தில் மரத்துப்போகச் செய்கின்றன.

உண்மையில் மேலே தடவும் மருந்துகள் சரியானவையாக இருந்து, ஆரம்பகட்டத்திலேயே பயன்படுத்தினால் மருந்துகள் உட்கொள்ளுவதைத் தவிர்க்க முடியும். இல்லை என்றால் சாதாரண கட்டியே அறுவை சிகிச்சை நோயாக மாற்றும்.

க்ரீம்கள் 50%, நீர், 50% எண்ணெய் மருந்து உடையவை. அதனால், எளிதாகத் தோலில் ஊடுருவ மட்டுமின்றி, கழுவவும் முடியும். லோஷன் எனப்படுபவை மிகவும் லேசான க்ரீம்கள். நீர்ச்சத்து மிக அதிகம் என்பதால் திரவமாகவே இருக்கும். ஆயின்மென்ட்களில் *80% எண்ணெய், 20% நீர்.*

தடவும் இடத்தில் எண்ணெயாக இருக்கும். கழுவுவது கடினம். ஜெல்கள் ஆல்கஹாலுடன் இருப்பதால் உடனே மேற்பரப்பு காய்ந்து விடும்.

மருத்துவர்கள் ஆன்டிபயாடிக் (*Ofloxacin Ciprofloxacin, Garamycin, Erythromycin*) உடனான மருந்துகளைச் சொட்டு மருந்துகளாக

கண்ணுக்கோ, காதுக்கோ தருகிறார்கள். களிம்புகளாக மேலே தடவ தருகிறார்கள். கண்ணுக்கு சொட்டு மருந்து கிருமிநாசினிகளாக வலி மருந்துகளாக, அலர்ஜி, கண் அழுத்தநோய் மருந்துகளாக, கண்ணுக்கு ஈரப்பசைக்காக (லூப்ரிகேன்ட்ஸ்) என ஏற்ற மருந்துகளைத் தருவார்கள். கண் சொட்டு மருந்துகள் பொதுவாக கண் கருவிழி, விழித்திரை, கண் நோய்களுக்கு மட்டும் மருந்தாக உதவி செய்யும். கண்ணின் இமைகள், சருமநோய்களுக்கு நாமக்கட்டி போடும் முன் மருத்துவரை அணுகவும்.

காது சொட்டு மருந்துகள், காதின் ஜவ்வு, ஓட்டையுடன் இருந்தால் உபயோகிக்கவே கூடாது. வெளிக்காதில் உள்ள பிரச்னைகளுக்கு மட்டும் காளான் நோய்கள், வெளிக்காது அடைப்பைக் குறைக்க, காதுவலியைக் குறைக்க என மருத்துவரைச் சந்தித்த பின்பு விட்டுக் கொள்ளலாம். காதில் காய்ச்சிய, ஆற வைத்த எண்ணெய் ஊற்றுவதைத் தவிர்க்க வேண்டும். எதையாவது ஊற்றித்தான் ஆக வேண்டுமென்றால் சுத்தமான தண்ணீரை மட்டும் ஊற்றவும்.

வலி மருந்துகள் (Brufen, Diolofence) மற்றும் தோலில் ஊடுருவ ஏதுவான களிம்பாக, ஸ்பிரேவாக தருகிறார்கள். இவற்றை வலிக்கும் இடங்களில் சூடான ஒத்தடம் (அந்த இடங்களில் ரத்தம் அதிகமாக ஊடுருவும்) கொடுத்தால், உபயோகித்தால் வலி உடனே குறையும்.

ஸ்டீராய்டு (Steroid) மருந்துகளும் (Tretinoin, Clobetasol, Mometasone, Hydroquinone) அரிப்பைக் குறைக்கும் மருந்துகளாகக் குறிப்பிட்ட காலத்துக்கு மட்டும் தருகிறார்கள். காளான் நோய்களுக்கான காளான் கிருமிநாசினிகள் (Fluconazole, Ketoconazole, Terbinafine) ஆரம்பகட்டத்தில் அரிப்பைக் குறைக்கும். மருந்துகளுடனும், பிறகு வெறும் காளான் கிருமிநாசினிகளும் தருவார்கள். மக்களோ, விளம்பரங்களைப் பார்த்துவிட்டு வெறும் அரிப்பைக் குறைக்கும் மருந்துகளை மட்டும் தடவிக்கொண்டு உடலில் எல்லாப் பகுதிகளிலும் காளான் நோய் பரவிய பிறகு மருத்துவரைப் பார்க்கிறார்கள். காளான் கிருமிநாசினிகள் பவுடராகவும் சோப்பாகவும் தரப்படுகின்றன. நோயின் ஆரம்பகட்டத்தில், தோலின் மேல் வரும் கட்டிகளுக்கு 3 வேளை, 4 வேளை கிருமிநாசினி மருந்துகளைத் தொடர்ந்து போட்டால், அது சீழ் கட்டிகளாக அறுவை சிகிச்சை நோயாக மாறாமல் பார்த்துக்கொள்ளலாம்.

கண் கட்டிகளுக்குக் கண்ணின் தோலில் வருவதால் சொட்டு மருந்து விட்டுக்கொள்ளாமல் கிருமிநாசினி கண் களிம்புகளோ, தோல் களிம்புகளோ தடவுவது நல்லது. உடல், தசைவலி, மூட்டுவலிகளுக்குக் களிம்புகளை மருத்துவர் எழுதித் தரும் மருந்துகளுடன், களிம்புகளுடன் அந்தந்த உறுப்புகளுக்குரிய உடற்பயிற்சிகளும் செய்வது நல்லது. பிசியோ தெரபிஸ்ட் அல்லது யோகா தெரபிஸ்ட் மூலமும் கற்றுக்கொள்ளலாம். விளம்பரத்தின் மூலம்

வரும் களிம்புகள், இன்ஹேலர்கள் உங்களை அதற்கு அடிமையாக்கி (Addiction), அது இல்லாமல் முடியாது என்ற நிலைக்குத் தள்ளுமே தவிர, உடல்நலத்துக்கு எந்தப் பலனும் கிடையாது.

கோடைகாலத்தில் ஏற்படும் கட்டிகளுக்கு மாம்பழக்கட்டி, சூட்டுக்கட்டி, திருஷ்டிக்கட்டி என்று பெயரிட்டு கை வைத்தியம் பார்த்துக்கொண்டிராமல், உடனடியாக மருத்துவரை அணுகினால் அறுவை சிகிச்சை இல்லாமல் மருந்துகளாலே குணமாகும். கட்டியுடன் இருக்கும் குழந்தைகளையாவது உடனடியாகக் காண்பியுங்கள்.

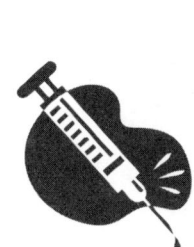

கர்ப்பத்தடை மருந்துகள்
Birth Control Medicines

'இயற்கையாக கருத்தரிக்கவில்லை... குழந்தையே இல்லை' என சிறப்பு மருத்துவமனைகளை நோக்கி படையெடுக்கும் கூட்டம் ஒருபுறம். தேவையில்லாத கர்ப்பத்தைக் கலைக்க, 'இந்தக் கரு வேண்டாம், இந்த பிரசவம் இப்போது வேண்டாம், குழந்தை இப்போது வேண்டாம், இனி எப்போதுமே குழந்தை வேண்டாம்' என மருத்துவரையும் மருத்துவமனையையும் நோக்கிப் படையெடுக்கும் கூட்டம் ஒருபுறம். இந்தியாவிலே 1970களில் பிரபலமான கருத்தடை வழிமுறைகள் அரசு வற்புறுத்தலின் மூலம் தொடங்கப்பட்டு, விளம்பரங்களினால், மன மாற்றத்தால்மக்கள் புரிதலின் மூலம் இன்று திருமணமான தம்பதியினர் ஓரிரு குழந்தைகள் போதும் எனச் சிந்திக்கத் தொடங்கிவிட்டனர்.

கருத்தடை முறைகள்
1. தடுப்பு முறைகள் (Barrier Methods)
2. ஹார்மோன் மருந்துகள் (Hormonal Birth Control)
3. கர்ப்பப்பைக்குள் கருவிகள் மூலம் தடுக்கும் முறைகள் (Intrauterine Devices (IUD)
4. கருத்தடை ஆபரேஷன்கள்.

இந்தக் கருத்தடை முறைகள் செயல்படாமல் கருத்தரிப்பது 1 சதவிகிதம் (Failure Rate). அறுவை சிகிச்சை நீங்கலாகப் பெரும்பாலும்

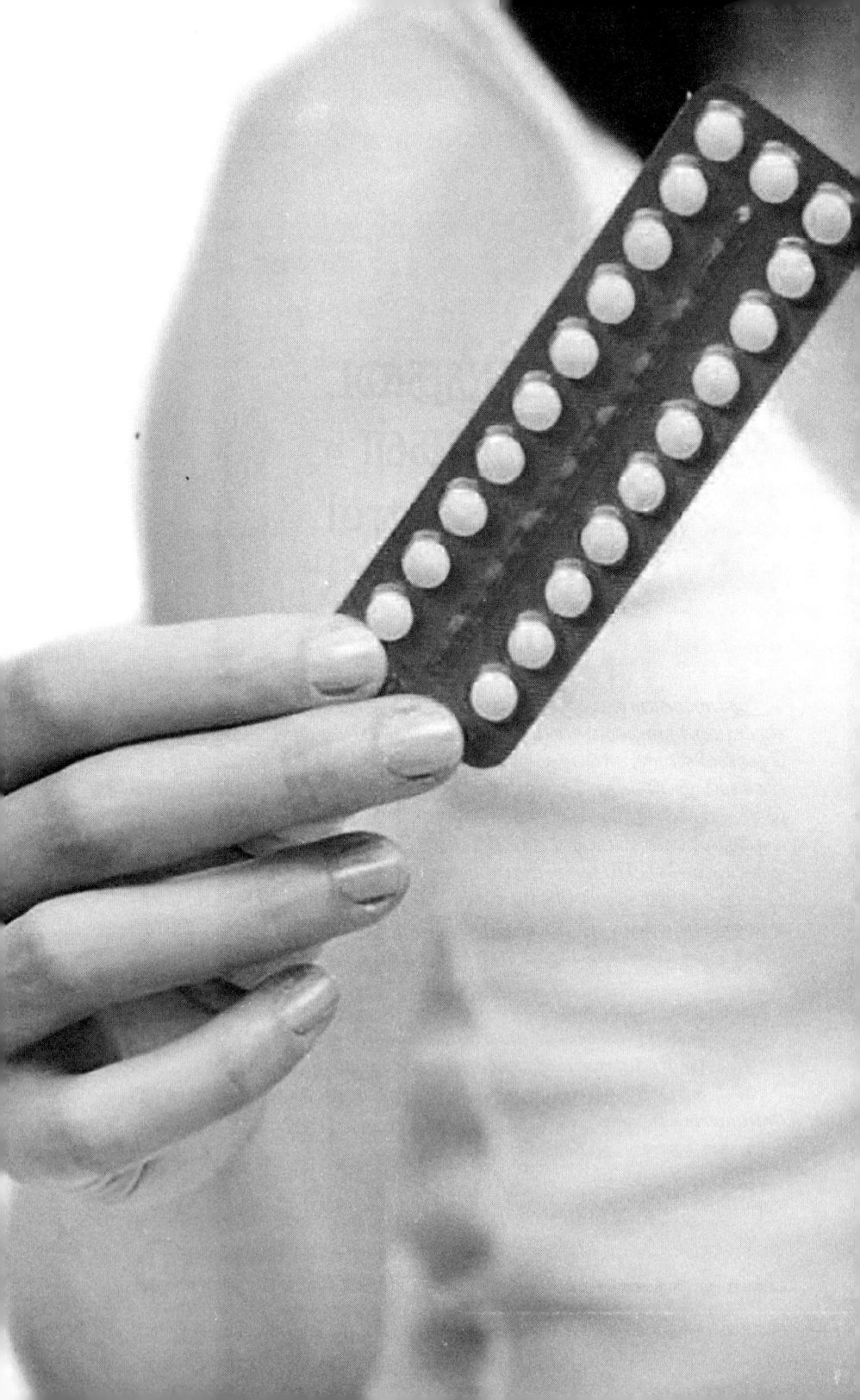

கருத்தடை அறுவை சிகிச்சை முறை

பெண்களின் கருமுட்டை செல்லும் குழாயை முடிச்சுப் போட்டும், கத்தரித்தும் (Tubectomy) அடைப்பதன் மூலம் கருத்தடை செய்யப்படும் முறை பரவலாகப் பழக்கத்தில் உள்ளது. ஆனால், எளிதான முறை, வாசக்டமி (Vasectomy) எனும் ஆண் கருத்தடை முறையான விந்துக்குழாயைத் துண்டிப்பதாகும். இது இருபக்கமும் தொடைக்கு மேலே சருமத்துக்குக் கீழே பெண்களைப் போல வயிற்றுக்குள் செல்லாமல், பெரிய அறுவைசிகிச்சை இல்லாமல், கண்புரை அறுவை சிகிச்சை போல பகல்நேர அறுவை சிகிச்சையாகும். அதனால் ஆண்கள் இந்த அறுவை சிகிச்சைக்கு முன்வருவது நல்லது.

பெண்களுக்கு இரு குழந்தைகளும் நார்மல் டெலிவரியாக, அறுவை சிகிச்சையாக இல்லாமல் இருக்கும் பட்சத்திலாவது ஆண்கள் முன்வருவது நல்லது. சில வேளைகளில் மீண்டும் குழந்தை பெற்றுக்கொள்ளும் தேவை வருமானால் கருத்தரித்த பாதைகளை இணைப்பதன் மூலம் மீண்டும் குழந்தை பெற்றுக் கொள்ளுவதற்கான வாய்ப்புண்டு. 80% வரை மீண்டும் கருத்தரித்துக் கொள்ளச் செய்யப்படும் அறுவை சிகிச்சைகள் வெற்றி பெறும்.

காலண்டர் முறை எனப்படும் முறையில் கருமுட்டை பெண்களுக்கு 14 நாள் முதல் 22 நாட்கள் வரை கருத்தரிக்க தயாராக இருக்கும் பட்சத்தில் உறவைத் தவிர்ப்பது மூலமாக அல்லது தடுப்பு (Condoms) முறைகள் மூலமோ விந்தை வெளியே வெளியேற்றுவதன் மூலமோ கருத்தடை செய்ய முடியும். ஆனால், இம்முறையிலும் கருத்தரிக்க 40% வாய்ப்புண்டு.

அவசர அல்லது திடீரென, முன்னெச்சரிக்கை இல்லாது கருத்தரிக்கும் வாய்ப்பு இருக்குமானால், கருமுட்டை கருத்தரிக்காமல் செயல் இழக்க 3 நாட்கள் வரை வேலை செய்ய மருந்துகள் (Levonorgestrel, Mifepristone, Ulitrispaland) உள்ளன. இவை 85%லிருந்து 95% வரை கருத்தரிக்காமல் தடுக்கும். இதையும் தாண்டி கருவுற வாய்ப்பு இருப்பதால், 30 நாட்களுக்குப்பின், 'கரு உண்டாகி இருக்கிறதா? இல்லையா?' என்பதைப் பரிசோதனை செய்து அறிந்துகொண்டு மருத்துவரை அணுகலாம்.

மற்ற கருத்தடை முறைகளை நிறுத்திய ஒரு வருடத்துக்குள் இயற்கையாகவே கருத்தரிப்பதற்கு வாய்ப்பு உள்ளது.

சாதாரணமாக உபயோகப்படுத்தும் காண்டம்கள், விந்து கொல்லி மாத்திரைகள் மற்றும் விந்துவை வெளியேற்றிவிடும் முறை என விந்துவைக் கருவோடு சேரவிடாமல் தடுக்கும் ஆண், பெண் கருத்தடை முறைகள் உள்ளன. இது தவிர ஹார்மோன் கருத்தடை மாத்திரைகள், ஊசிகள், மேலே ஒட்டும் மருந்துகள் எனப் பலவிதமாக இருக்கின்றன. தாய்ப்பால் கொடுப்பதுகூட மிகச்சிறந்த கருத்தடை வழிமுறையே.

வேண்டாம்!

வேறு எங்கும் தேவைப்படாத ஒரு தேவைக்காக, இந்தியப் பெண்கள் நாடுவது மாதவிடாய் தள்ளிப்போடும் மருந்துகளை (Norethisterone, Progesterone). இதிலே மருந்துக்கடை சுய மருத்துவம் வேறு. கோயிலுக்குச் செல்ல வேண்டும், வீட்டிலேயே விசேஷம் என்று பல்வேறு காரணங்கள்... பெண்களை வீட்டிலேயே ஒதுக்கி வைக்கும் மத நம்பிக்கையும் ஒரு காரணம். மாதவிடாய் தள்ளிப்போகச் செய்யும் மருந்துகளின் பெயர்களைத் தெரிந்து கொண்டு, அதையே அவ்வப்போது உபயோகிக்கிறார்கள். இதனாலும், அடிக்கடி ஹார்மோன் மருந்துகளை எடுப்பதாலும் மெனோபாஸ் போதோ, 40 வயதுக்கு மேலோ, அதிக ரத்தப்போக்கு காரணமாகக் கர்ப்பப்பையையே எடுக்க வேண்டி வரலாம். இதற்குத் தரப்படும் மருந்துகளும் ஹார்மோன் கருத்தடை மருந்துகளே.

ஹார்மோன் கருத்தடை மாத்திரைகள், ஊசி மருந்தாக, சருமத்துக்குக் கீழே மருந்துகளாக, சருமத்துக்கு மேல் ஒட்டும் மருந்துப்பட்டைகளாக, கருப்பைக்குள் வைக்கும் கருவிகளாக இருக்கின்றன. மருந்துகள் (*Estrogen, Progesterone*) இவை இரண்டையும் சேர்த்தும் அல்லது தனியாக (*Progesterone*) மட்டும் உள்ள (*Minipill*) மட்டும் உள்ள மருந்துகளாகக் கிடைக்கின்றன. இவை இரண்டுமே கருமுட்டை உருவாக்குவதைத் தடுக்கும். அதன் மூலம் கருத்தரித்தலைத் தடுக்கும். மருந்துகளைத் தினசரி ஒழுங்காக எடுத்தால் மட்டுமே வேலை செய்யும். கருப்பையின் உட்சுவர் வீங்குவதால் கருமுட்டை கருப்பையில் ஆழ்ந்து பதிந்து வளர்ச்சி உருவாவதைத் தடுக்கும்.

மிகக் குறைவானவர்களுக்கு (1000ல் 10 பேருக்கு) இந்த மருந்துகள் ரத்தக்குழாய்களில் ரத்தம் கட்டியாகி உறைய வழிவகுக்கும். அதே நேரத்தில் இத்தகைய கருத்தடை ஹார்மோன் மாத்திரைகள் சினைப்பையில், கர்ப்பப்பையில் புற்றுநோய் வரும் வாய்ப்பைக் குறைக்கின்றன. இந்த மருந்துகள் மாதவிடாய் நேர ரத்தப்போக்கை குறைப்பதால், அடிவயிற்று வலியைக் குறைப்பதும் தெரிந்த விஷயம். குறைந்த அளவிலான ஈஸ்ட்ரோஜன் டோஸ் (*Estrogen*), பிறப்புறுப்பு வளைய (*Vaginal ring*) கருத்தடை முறையில் மார்பக வலி, குமட்டல், வாந்தி, தலைவலி போன்ற ஈஸ்ட்ரோஜன் மருந்துகளாக, மாத்திரைகளாக எடுப்பதில் உள்ள பக்கவிளைவுகளைக் குறைக்கும். புரோஜஸ்டிரோன் (*Progesterone*) முறையில் உள்ள ஹார்மோன் மருந்துகளைப் பாலூட்டும் தாய்மார்களுக்கும் கொடுக்க முடியும். புரோஜஸ்டிரோன் ஊசிகளை 2 அல்லது 3 மாதத்துக்கு ஒருமுறை எடுத்துக்கொள்ள வேண்டும்.

இதுவே வருடத்துக்கு ஒருமுறை எடுத்துக்கொள்ளும் ஊசிகளும் உள்ளன. ஊசியாகப் போடும்போது 3 மாதத்துக்கு மாதவிடாய் வராது. அதற்குப் பிறகு விட்டுவிட்டு மாதவிடாய் வர வாய்ப்பு உண்டு. சில மாதங்கள் வராமலே போகலாம்.

அடுத்த கருத்தடை முறை, நாம் அனைவரும் அறிந்த ஆண்-பெண்களுக்கான காண்டம்களே.

இவை தவிர, விந்துகளை கொல்லும் மாத்திரை மருந்துகளும் உள்ளன. கருப்பைக்குள் வைக்கும் காப்பர் டி என்பது 3 வருடங்களிலிருந்து 5 வருடங்கள் வரை உபயோகிக்கும் கருத்தடை முறை. காப்பர் டி முறையில் கருப்பை வாயில் விந்து நுழையாது தடுக்கும் வகையில் உலோகம் (தாமிரம்) மூலம் நிரந்தரத் தடை ஏற்படுத்துவதால் கருத்தடை ஏற்படுகிறது.

டாக்டர் மு. அருணாச்சலம்

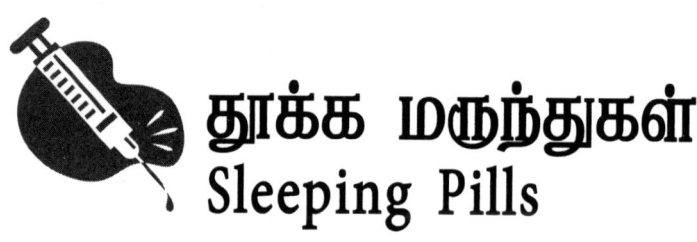
தூக்க மருந்துகள்
Sleeping Pills

'தூக்கம் என் கண்களைத் தழுவட்டுமே
அமைதி என் நெஞ்சினில் நிலவட்டுமே...'
'தூக்கம் கண்களைத் தழுவ
அமைதி நெஞ்சினில் நிலவ வேண்டும்...'
இந்தப் பாடல்களின் வரிகள் எத்தனை உண்மையானவை!
'மெத்தை வாங்கினேன் தூக்கத்தை வாங்கலே...'
'வீடு அரண்மனை போல் கட்டலாம் எல்லாமே வாங்கலாம். தூக்கம்?'
'என்னை கொஞ்சம் உறங்க வைத்தால் வணங்குவேன் தாயே...'
தூக்கம் இல்லாதவனுக்கு தூக்கத்தை தரவல்ல சக்திக்கு வேண்டி யாவது தூக்கத்தை பெற முயற்சிப்பதுதான் காரணம்! மொத்தத்தில் தூக்கம் ஒரு சிறு மரணம்!

தூங்கும் போது உடலும் மனமும் நல்ல புத்துணர்ச்சியை அடை கின்றன. குறிப்பிட்ட நேரத்துக்கு ஒரு முறை உடலுக்குத் தூக்கம் அவசியம். மிக நன்றாகத் தூங்குபவர்களின் முகம் சாந்தமாக இருக்கும். அவர்கள் சமுதாயத்தில் அமைதியானவர், பொறுமை யானவர் போன்ற பெயர் உடையவர்களாக இருப்பார்கள். எதையும் கருத்தாழத்துடன் சிந்தித்து செயல்படுபவர்களாக இருப்பார்கள்.

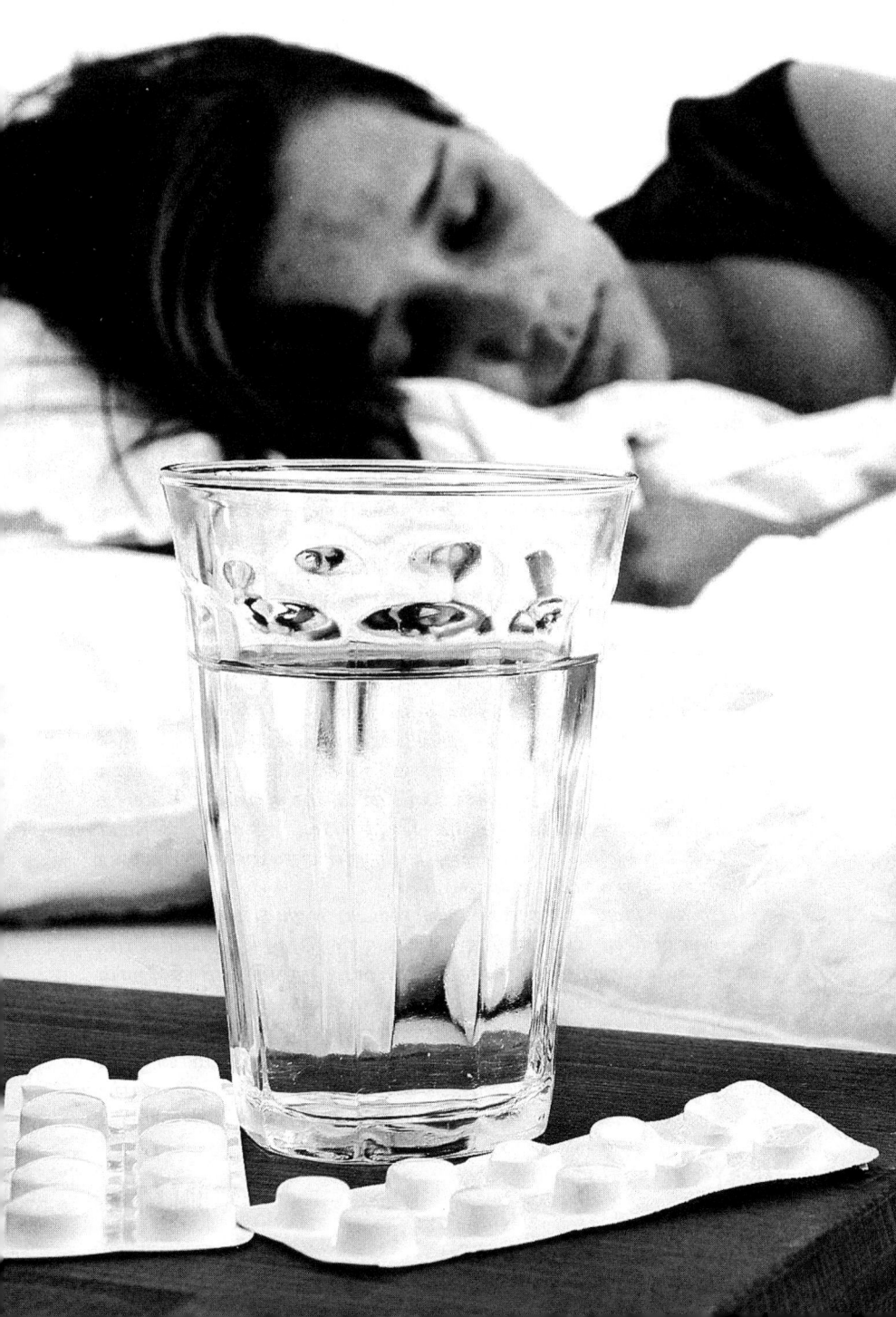

6-8 மணி நேரம் வரை தூக்கம் அவசியம் என்றாலும், இது வயதுக்கும் செயலுக்கும் உடல் உழைப்புக்கும் சம்பந்தப்பட்டதாக இருக்கிறது. நல்ல தூக்கத்துக்கு மாற்றாகக் குட்டித் தூக்கம் இருப்பதில்லை. உடல், மனக்களைப்பைப் பொறுத்து சீக்கிரமாகவோ, தாமதமாகவோ தூக்கம் வரலாம். இருப்பினும், குறிப்பிட்ட நேரத்தில் தூங்கி எழுவதே நல்லது.

இளஞ்சூடு தண்ணீரில் உடலைத்துடைப்பது, குளிப்பது, சூடான பால் குடிப்பது, புத்தகங்கள் வாசிப்பது, பாட்டுக் கேட்பது என தூக்கத்துக்கு அரைமணி நேரத்துக்கு முன்பாகத் தினசரிச் செயல்களை செய்வதை பழக்கிக்கொள்வது நல்லது. படுக்கை அறையில் டி.வி., கம்ப்யூட்டர் கூடாது. தூக்கத்துக்கு 2 மணி நேரம் முன்பாக இரவு உணவை முடித்து விட வேண்டும். பட்டினியாக தூங்கக்கூடாது.

தூக்கத்துக்கும் உடல் உயர வளர்ச்சிக்கும் சம்பந்தமில்லை. மதிய உணவுக்குப் பின் தூங்கிப் பழகியவர்களுக்கு மட்டும்தான் தூக்கம் வரும். அதிக உணவு, அதிக களைப்பு, ஓய்வு... இவையே மதிய உணவுக்குப் பின் தூக்கம் தரும் விஷயங்கள். உடலுக்குத் தூக்கம் தேவை இல்லாத போது தூக்கம் வராது. அதனால்தான் பகலில் தூங்கும் வயதானவர்களுக்கு இரவில் தூக்கம் வருவதில்லை. கவலையுடன் இருப்பவர்களுக்கும் தூக்கம் வருவதில்லை. நாளைய பயத்தை வெல்பவன் எவ்வளவு கவலையுடன் இருந்தாலும் தூங்கி விடுவான். நல்ல தூக்கம் என்பது ஒரு மனிதனை ஆக்கப்பூர்வமான சிந்தனையுடன், உற்சாகமாகவும், வாழ்க்கையில் வெற்றி அடைந்தவனாக, முகப்பொலிவுடனும், தன்னம்பிக்கை உடையவராகவும் மாற்றும். ஆனால், வாரக்கணக்கில் தூக்கம் வராத மனிதர்களுக்கோ, இது வாழ்க்கையில் சலிப்பு, எரிச்சல், கோபம், விவாதம், எதிர்மறையான எண்ணங்கள், தோல்வி மனப்பான்மை (Negative thinking) ஆகியவற்றை ஏற்படுத்தும். நாள்பட இந்த எண்ணங்கள் மன அழுத்த நோயாக (Depression) மாறக்கூடும். நாள்பட தூங்காமல் இருந்தால் - (ஆண்களுக்கு 3 மாதங்கள் - பெண்களுக்கு 6 மாதங்கள்) ரத்தக் கொதிப்பு, சர்க்கரைநோய், வயதானவர்களுக்கு ஞாபகமறதி, உடலுறவு பிரச்னைகள் போன்றவற்றுடன் ஆயுளையே குறைக்கும்.

Professor Richard Wiseman அவருடைய 'Night School: Wake up to the power of sleep' புத்தகத்தில் தெளிவாக எடுத்துக் கூறியுள்ளார்... 'வாழ்க்கையில் மூன்றின் ஒரு பகுதியைத் தூங்கி கழிக்கிறோம். ஆனால், அதைப் பற்றிய விழிப்புணர்வு மக்களுக்கு இல்லை" என்பவர், "தூக்கம் 90 நிமிடங்கள் கொண்ட சுழற்சியாக இருக்கிறது. முழு விழிப்புணர்வுடன் தூங்க ஆரம்பித்து மேலோட்டமான தூக்கமாக மாறுகிறது. முதல் 90 நிமிடங்கள் மனதில் உள்ள தேவையற்ற நினைவுகளை அகற்றுகிறது. இந்த நேரத்தில் நாளின் முக்கியமான

நினைவுகளை மனதில் பதிய வைக்கிறது. இந்த நேர தூக்கத்தில் ஏதாவது தடை ஏற்பட்டால் முதல் நாள் நினைவுகள் தடுமாறு கின்றன. அடுத்த 90 நிமிடங்கள் முழுமையான ஆழ்ந்த தூக்கத்துக்குச் செல்கிறது. ஆக்கப்பூர்வமான உடல், மனநல வளர்ச்சி ஹார்மோன் கள் வெளியிட இந்த தூக்கம் பயன்படும். இதன் தொடர்ச்சியாக சிறிது ஆழ்ந்த தூக்கத்துக்குப் பிறகு அடுத்த 90 நிமிடங்கள் விழிப்ப தற்கு முன்னான கண் அசைவுள்ள (REM - Rapid Eye Movement) தூக்கம் கனவுகளோடு ஆரம்பிக்கின்றன.

முதல் கனவு முடிந்தவுடன் 90 நிமிடங்கள் முடிந்திருக்கும். இவை சுழற்சியாக மீண்டும் மீண்டும் நடக்கும். ஆழ்ந்த தூக்கத்திலிருந்து 70% முழுமையான தூக்கத்தை அனுபவிக்கலாம். அதே நேரத்தில் கனவுகளுக்குப் பிறகு (REM) எழ முயற்சிப்பது புத்துணர்ச்சியான நாளைத் தரும்.

தூக்கமருந்துகள் எனப்படுபவை மனவோட்டத்தைக் கட்டுப்படுத்தி, முக்கியமாகத் தூக்கத்தை தூண்டவல்லவை. தூக்க மருந்துகளும், மன உளைச்சல் மற்றும் மன அழுத்தம் ஆகிய நோய்களுக்குத் தரும் மருந்துகளும் ஒன்றல்ல. என்றாலும், மன அழுத்தமோ, மன உளைச்சலோ உள்ளவர்களுக்கு அது குறைக்கக் கொடுக்கும் மருந்துகளே தூக்கம் வரவைக்க போதுமானதாக இருப்பதால், தூக்க மாத்திரைகள் தனியாகத் தேவையில்லை. தூக்கமின்மைக்குக் காரணம் கேட்டறிந்து ஆராயும் மருத்துவர், ஒரு நோயாளி நாளின் எந்த நேரம் எவ்வளவு நேரம் தூங்கும் வழக்கமுடையவர் என்று தெரிந்து கொண்டு, வீட்டுச்சூழல், தொழில் போன்றவற்றைப் பொறுத்து மருத்துகளைப் பரிந்துரைப்பார். அதோடு, எதையெல் லாம் மாற்றி அமைக்க வேண்டுமென்று புரியவைப்பார். இம் மருந்துகளுக்கு அடிமையாகிவிடும், பழகிவிடும் வாய்ப்பு இருப்பதால், நீண்ட நாட்களுக்கு எழுதித் தருவதைத் தவிர்ப் பார். தூக்க மருந்துகளை பென்சோடையாஸபின்ஸ் (Benzodiazepines) அல்லது பென்சோடையாஸபின்ஸ் அல்லாதவை மற்றும் பார்பிச்சுரேட்ஸ் (Barbiturates) எனப் பிரிக்கலாம்.

60 வயதுக்கு மேற்பட்ட வயோதிகம் என்பது தூக்கமின்மை, மலச் சிக்கல், ஞாபகமறதியையும் உள்ளடக்கியது. நன்றாக நடைப்பயிற்சி செய்வது வயோதிகத்தின் மலச்சிக்கலுக்கும் தூக்கமின்மைக்கும் அருமருந்தாகும். Diazepam நல்ல தூக்கத்தை தரும் மருந்தானாலும், மறுநாள் தூக்கக் கலக்கத்துடனும், மயக்கத்துடனும், குழப்பத்துட னும், தலைச்சுற்றல், வாய் உலர்தல் போன்ற சிறுசிறு பக்கவிளைவு களும் இருக்கும். குறைந்த அளவு மருந்தில் இந்த விளைவைத் தவிர்த்துக்கொள்ளலாம். குறைத்துக்கொள்ளலாம்.

Clonazepam, Lorazepam, Alprazolam, Nitrozepam போன்றவை *Benzodiazepines* மருந்துகளாகும். பென்சோடையாஸபின்ஸ்

அல்லாத தூக்க மருந்துகளில் *Zolpidem* பரவலாகப் பயன் படுத்தப்படுகிறது. மெலெட்டோனின் *(Melatonin)* மருந்தும் தூக்கம் வருவதற்காகத் தரப்படுகிறது. இம்மருந்துகள் எல்லாமே ஒன் றிலிருந்து இரண்டு வாரம் அவசியம் இருந்தால் மட்டுமே தரு வார்கள். மருத்துவரின் பரிந்துரை இல்லாமல் வாங்குபவர் களுக்கு இம்மருந்துகளுக்கு அடிமையாகும் தன்மை உண்டு. அதிக அளவில் எடுத்துக்கொண்டு போதை மருந்துகளுடன் உண்டும் அல்லது தூக்க மருந்துகளை மட்டும் உண்டும் மரணத்தை வரவழைப்பதும் நாம் அறிந்த விஷயங்களே. அதனால், கவனத்துடன் கையாளவும்.

தூக்கம் வராத கோடீஸ்வரனை விட பாயில் படுத்ததும் தூங்கும் பாமரன் கொடுத்து வைத்தவன்!

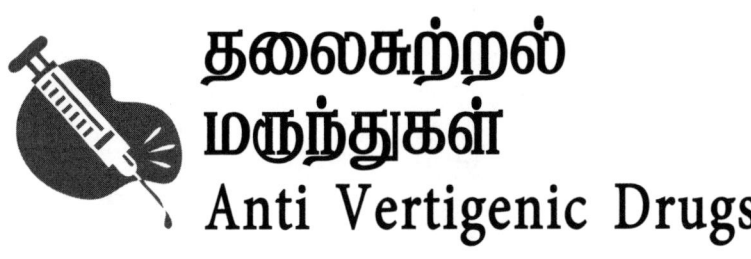

தலைசுற்றல் மருந்துகள்
Anti Vertigenic Drugs

வெர்டிகோ (Vertigo) என்ற வார்த்தை லத்தீனிலிருந்து வந்தது. Vertere என்றால் சுற்றுவது Tp turn spin, Igo என்றால் நிலை (Condition) என்பதாகும். ராட்டினத்திலிருந்து இறங்கியவுடன் உடலும் தலையும் சுற்றுவது (Dizziness) போல் உணர்வோ, தன்னைச் சுற்றி எல்லாப் பொருட்களும் சுற்றுவது போன்ற உணர்வோ, கீழே விழுந்து விடுவதோ, தடுமாறுவதோ தொடர்ந்து இருந்தால் உடனடியாக மருத்துவரை அணுக வேண்டும். இதுவே வெர்டிகோ எனப்படும் நோய்.

சிலருக்கு இந்த உணர்வுகளுடன் குமட்டல், வாந்தி, காதில் இரைச்சல் என நோயின் அறிகுறிகள் கூடி உடல் நனையும் அளவு வியர்த்து, மாரடைப்பால் வரும் இதய நோயோ என மருத்துவ மனைகளில் சேர்வார்கள். அனைத்துப் பரிசோதனைகளை யும் முடித்து பின், 'சாதாரண தலைசுற்றல் நோய்தான்' என்று சொல்வதற்குள் மூன்று நாட்கள் ஓடியிருக்கும். ஆரம்ப அறிகுறிகளு டன் தலையை லேசாக அசைந்தாலே தலைசுற்றுவதை பொருட்படுத் தாமல் இருசக்கர வாகனங்களை ஓட்டிச் சென்று, ஏனென்று தெரியா மல் கீழே விழுந்து, விபத்துக்குள்ளாகி, மற்ற வாகன ஓட்டிகளையும் விபத்துக்குள்ளாக்குவோர் பலர். அதனால், காரணம் புரியாத லேசான

டாக்டர் மு. அருணாச்சலம்

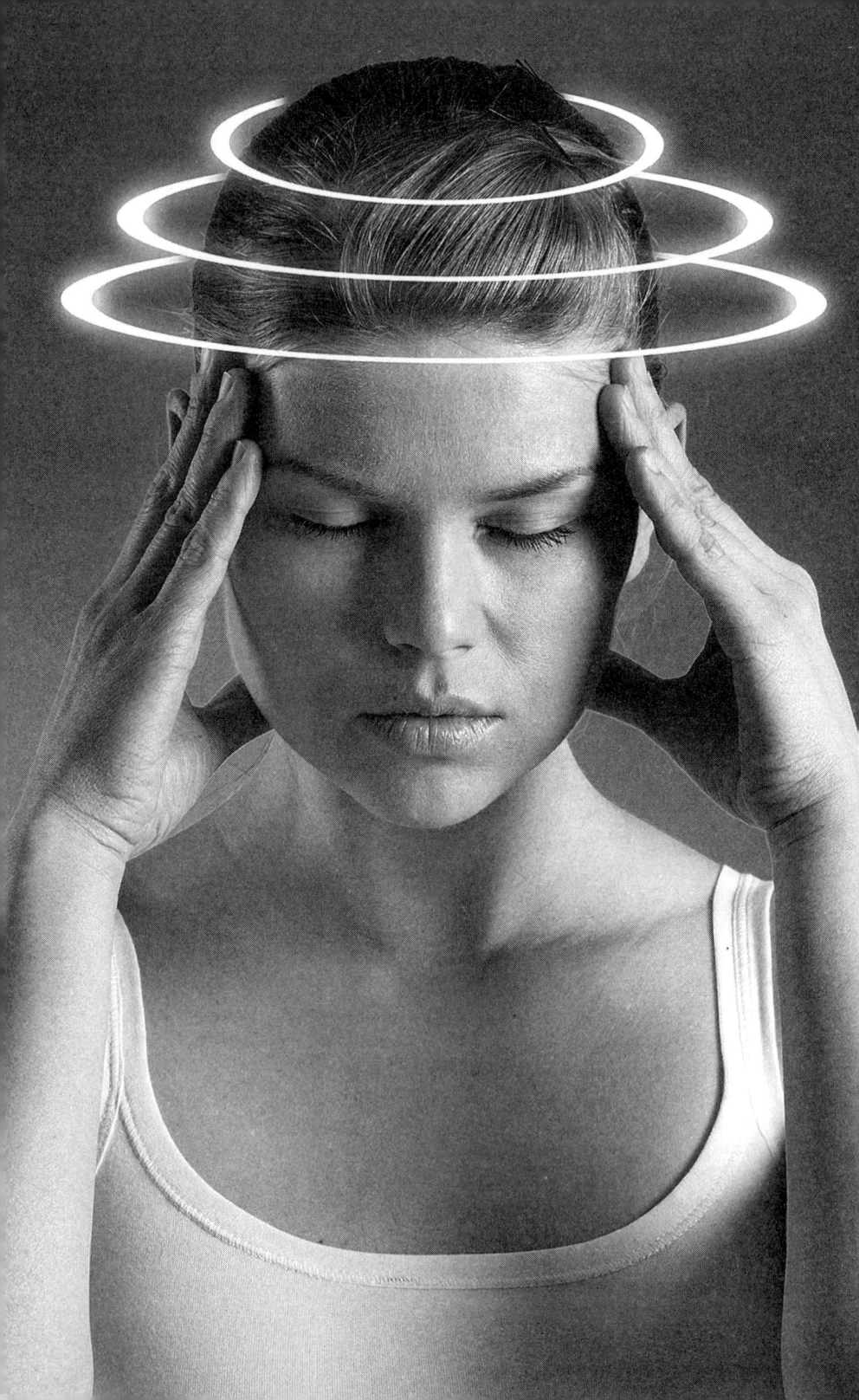

தலைசுற்றுடன் குமட்டல், வாந்தி, ஜுரம், மயக்கம், மரத்துப்போன உணர்வுகளுடன், பேசுவதோ, கேட்பதோ, திடீரென கஷ்டமானால், கண் பார்வை மங்கி அதனுடன் ஜுரம் இருந்தாலோ உடனடியாக மருத்துவரை அணுகவும்.

4 வகை தலைசுற்று நோய் அறிகுறிகள் காணப்படலாம்

1. இடம் மாறுவதால், அதாவது, உட்கார்ந்து இருப்பவர் படுப்பதாலோ, சாய்வதாலோ, படுத்திருப்பவர் எழுவதாலோ, இடதுபுறம், வலதுபுறம் திரும்பி படுப்பதாலோ *(Benign Paroxysmal Positional Vertigo (BPPV))* ஏற்படலாம். இது நோயாளி நன்றாக இருக்கும்போதுதானோ, தன்னைச் சுற்றி பொருட்களோ சுற்றுவதாக ஏற்படும் ஒரு மாயத்தோற்றமே. இதோடு குமட்டலோ, வாந்தியோ, திடீரென அதிகரிக்கும் வியர்வையோ வந்தால் மருத்துவரைப் பார்க்க வேண்டும்.
2. இரண்டாவது வகை வெறும் நொடி நேர தலைசுற்றோ, தலை பாரமே இல்லாமல் எழுந்து நடக்க முடியாத அளவு லேசாக இருப்பது போன்ற உணர்வோ, லேசான மயக்கம் வருவது போன்ற தன் உணர்வு அற்ற ஒரு நிலை. இதை *Lightheadedness* எனக் குறிப்பிடுவோம்.
3. மூன்றாவது எப்போது மயக்கமாகி விழப்போகிறோமோ என்கிற *Presyncope* வகை.
4. *Disequilibrium* என்கிற நான்காவது வகை. திடீரென ஏற்படும். நடக்கும்போது தடுமாறி விழுந்து விடுவோமோ என்கிற தடுமாற்ற உணர்வோடு, குடித்துவிட்டு போதையில் நடப்பதுபோன்ற ஒரு நிலை.

தலைசுற்றல் நோய் நரம்பு மண்டலத்துடன் மூளையைச் சார்ந்தது. அது நடுநரம்பு மண்டலத்துடனோ, புற நரம்பு மண்டலத்துடனோ தொடர்புடைய காரணங்களாக இருக்கலாம்.

நாம் அசையாமல் இருக்கும்போது, காதில் வெஸ்டிப்யூலர் உறுப்புகளும் அசையாமல் நடுநிலையாக நிற்க, உட்கார முடிகிறது. அசையும்போது இடதுபுற உடல் அசைவை வலதுபுற வெஸ்டிப்யூலரோ, வலதுபுற உடல் அசைவை இடதுபுற வெஸ்டிப்யூலரோ உணர்ந்து அதை இடது, வலது அசைவு வித்தியாசங்களுடன் எட்டாவது மத்திய நரம்பு வெஸ்டிப்யூலர் நரம்பு மூளைக்கு தெரியப்படுத்தும். வெர்டிகோ நோய் உள்ளவர்களுக்கு இடது, வலது அசைவை மாற்றி உணர்வதே நோயின் மூலகாரணமாகும்.

BPPV

இது உள்காதின் செயல்திறன் இழப்பாகும். உள்காதில் கால்சியம் கார்பனேட்டுகள்களாகக் காதின் செமி லூனார்களின் மீது விழுந்து சேர்வதன் மூலம் ஒரு செயற்கையான அசைவு உணரப்படுகிறது. பெண்களும் வயோதிகர்களும் அதிகமாகப் பாதிக்கப்படுவர்.

Meniere's disease

உள்காதில் திரவம் அதிகமாவதால் ஏற்படுகிறது. காதில் இரைச்சல், குமட்டல், வாந்தி, காது அடைத்தல், காது கேளாமை மற்றும் நடையில் தடுமாற்றம் இருக்கலாம்.

Vestibular neuronitis

H2 வைரஸ் உள்காது பாதிக்கப்படுவதால் உருவாகிறது. காது கேட்கும் தன்மை குறையாவிட்டாலும் காதில் இரைச்சலோ, காது அடைத்துவிட்டது போன்ற உணர்வோ, நடையில் தடுமாற்றங்களோ உருவாகும்.

Labyrinthitis

உள்காது கிருமிகளால் (வைரஸ் பாக்டீரியா) தாக்கப்படும் போது ஏற்படுகிறது.

Perilymph fistula

உள்காதுக்கும் நடுக்காதுக்கும் இடையில் உடைந்தால் ஏற்படுவது. காதில் அடிவிழும்போதோ அல்லது காதில் ஏற்படும் மிகுந்த அழுத்தத்தினாலோ ஏற்படுகிறது.

Cholesteatoma

கேராட்டின் துகள்களால் நிரப்பப்பட்ட நீர்க்கட்டி நடுக்காதிலேயோ அல்லது மஸ்டாய்ட்டு எலும்பிலோ ஏற்படுகிறது. இதனால் வாந்தி, குமட்டல், தலைச்சுற்று ஏற்படலாம்.

நடு நரம்பு மண்டலத்துக்கான காரணங்களாக மைக்ரேன், ஆரம்ப பக்கவாத அறிகுறிகள் *(TIA)* மல்ட்டிபிள் ஸ்கிளிரோசிஸ் *(MS)*, மூளைக்கட்டிகள் இருக்கலாம்.

மத்திய நரம்பு மண்டலத்தின் காரணங்களாக மைக்ரேன் தலைவலியுடன் வரும் தலைசுற்று நோய், மூளையில் வரும் கட்டிகள், மூளையில் ரத்தக்குழாயில் ஏற்படும் அடைப்புகள், மூளையின் சுவர்களில் ஏற்படும் மாற்றங்கள் *(Demyelination of white matter)* போன்றவற்றால் ஏற்படும் குமட்டல், வாந்தி, மயக்கம் போன்ற உணர்வுகள்.

மேலும் ஓபியாய்டு *(Opioid)* போன்ற வலி மருந்துகளுக்கு ஏற்படும் தலைசுற்றுநோய், ஆல்கஹால் அதிகமாக எடுப்பதாலும் வரலாம். மன அழுத்த காரணங்களாலும் வரலாம்.

80களில் ரஷ்யாவில் மருத்துவம் பயின்றபோது அங்கு தொழிலாளர்கள் ஷிஃப்ட் வேலை செய்வதையும் 24 மணி நேர தொலைக்காட்சிகள் இருந்ததையும் இரவு வாழ்க்கை *(Night Life)* நீடித்து இருந்ததையும் பரவலாகக் கண்டேன். 90களில் இந்தியா வந்தபோது எப்போதாவது மட்டுமே தலைசுற்றல் நோயாளியைப் பார்த்தேன். இப்போது 24 மணிநேர தொலைக்காட்சிகள், இரவு நேர ஷிஃப்ட் வேலைகள், இரவுநேர பொழுதுபோக்குகள், குடும்ப நிகழ்ச்சிகள், அதிகமான பிரயாணங்கள் எனப் பல்வேறு நடைமுறை வாழ்க்கை காரணங்களால் தலைசுற்றல் நோய், மனஉளைச்சலில் அதிகமாக

வருகிறதோ என்று நினைக்கத் தோன்றுகிறது.

தலையை அசைக்கும் போது கண் கருவிழி அசைவதை (Nystagmus) பொறுத்து தலைசுற்று மத்திய நரம்பு மண்டலத்தாலா அல்லது புற நரம்பு மண்டலத்தாலா என்று தெரிந்துகொள்ளலாம்.

மேலே கண்ட காரணங்களை ஆடியோமெட்ரி, உள்காது பரிசோதனைகள், எக்ஸ்ரே மற்றும் சி.டி.ஸ்கேன், மூளை சி.டி. ஸ்கேன், சாதாரண ரத்தப் பரிசோதனை, நரம்பு மண்டலப் பரிசோதனைகள் மூலம் தெரிந்துகொள்ளலாம். தவிர பாதிப்புகள் எவ்வளவு நொடியிலிருந்து எவ்வளவு மணிநேரம், மாதங்கள், வருடங்கள் என்பதைப் பொறுத்தும், மருந்துக்கு எவ்வளவு குணமாகிறது என்பதைப் பொறுத்தும் என்னென்ன காரணங்களால் தலைசுற்று வருகிறது என்பதைத் தெரிந்துகொள்ள முடியும்.

குணப்படுத்தும் மருந்துகளில் சினரிசின் (Cinnarizine) எனப்படும் கால்சியம் வெஸ்டிப்யூலர் உறுப்புகளுக்குள் நுழைவதைத் தடுத்து பொட்டாசியம் K வெளியேற உதவிசெய்து, சிறு ரத்தக்குழாய்கள் சுருங்குவதைத் தடுத்து வெஸ்டிப்யூலர் செல்களில் ஏற்படும் நோயின் தாக்கத்தைக் குறைக்கும். ரத்தத்தின் சிவப்பு அணுக்களின் சுவர்களின் விரிந்து சுருங்கும் தன்மையைக் கூட்டி, எல்லா குறுகிய ரத்தக்குழாய்களிலும் கூட சிவப்பணுக்கள் நுழைய வாய்ப்பளிக்கிறது. இதனால் குமட்டல், வாந்தி குறைந்து, தலைசுற்று மறைந்து வெஸ்டிப்யூலர் அறிகுறிகள் மாற உதவுகிறது. இந்த மருந்துக்கு தூக்கம் வரும். இந்தத் தூக்கம் நோய்க்கு அவசியமே.

இதைப்போன்ற உள்காதில் சிறிய ரத்தக்குழாய்களை விரிக்கும் மருந்து பீட்டாஹிஸ்டைன் (Betahistine), ஆன்டி ஹிஸ்டமின். மருந்தின் அளவு கூட்ட கூட்ட, நோயின் தாக்கம் குறையும். தூக்கம் அவ்வளவாக வராது.

இதுதவிர Diazepam, Lorazepam போன்ற தூக்க மருந்துகள் மனதை அமைதிப்படுத்த, பயத்தைப் போக்க தரப்படுகின்றன. Metoclopramide, Prochlorperazine, Promethazine போன்ற மருந்துகள் வாந்தியை நிறுத்தவும் தரப்படுகின்றன.

இந்நோயின் தாக்கத்தையும் அதன் இடைவெளி, நேரம் போன்றவற்றையும் குறைப்பதற்கு மறுவாழ்வு பயிற்சிகளை (வயதைப் பொறுத்து) மருத்துவரிடம் கேட்டறிந்து செய்தால், நோய் வருவதைக் குறைத்துக்கொள்ள முடியும்.

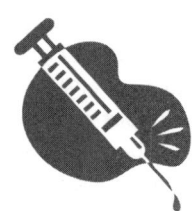

தலைவலி மருந்துகள்
Headache Drugs

குழந்தைகள் உள்பட ஒவ்வொரு மனிதனும் உணர்ந்திருக்கிற ஓர் உபாதை தலைவலி. 'தலைவலியும் பல்வலியும் தனக்கு வந்தால்தான் தெரியும்' என்று இதையே காரணம் காட்டி, 'வாழ்க்கையில் வரும் இன்பதுன்பங்களை அனுபவிப்பவர்களுக்கு மட்டும்தான் அதன் வலியும் வேதனையும் தெரியும்' என வாழ்வியலை விளங்க வைப்பதுண்டு.

தலைவலி என்பது 5 சாதாரண காரணங்களால் வருகின்றன. இருப்பினும், மூளைக்கட்டி போன்ற மிக மோசமான நோய்களுக்கான ஆரம்ப அறிகுறியாகவும் அது இருக்கலாம். மருத்துவர்களும், மிக மோசமான தலைவலியாக இருந்தாலும், அது அன்றாட வாழ்க்கை நடவடிக்கையைப் பாதிப்பதாக இருந்தாலே தவிர, உயிர்க்கொல்லி நோயாக எடுத்துக் கொள்வதோ, நோயாளிகளைப் பயம் காட்டுவதோ இல்லை. மன அழுத்தம், மனப் பதற்றத்தினால் வரும் ஒற்றைத் தலைவலி மற்றும் அதிக மருந்துகள் எடுப்பதனால் வரும் தலைவலி போன்றவையே, இவற்றில் 90 சதவிகிதம்.

தலைவலி சாதாரணமாகப் பின்வரும் காரணங்களால் ஏற்படக்கூடும்.
1. தினம் 6லிருந்து 8 மணி நேரம் தூங்காததால் *(Sleep deficit)...*

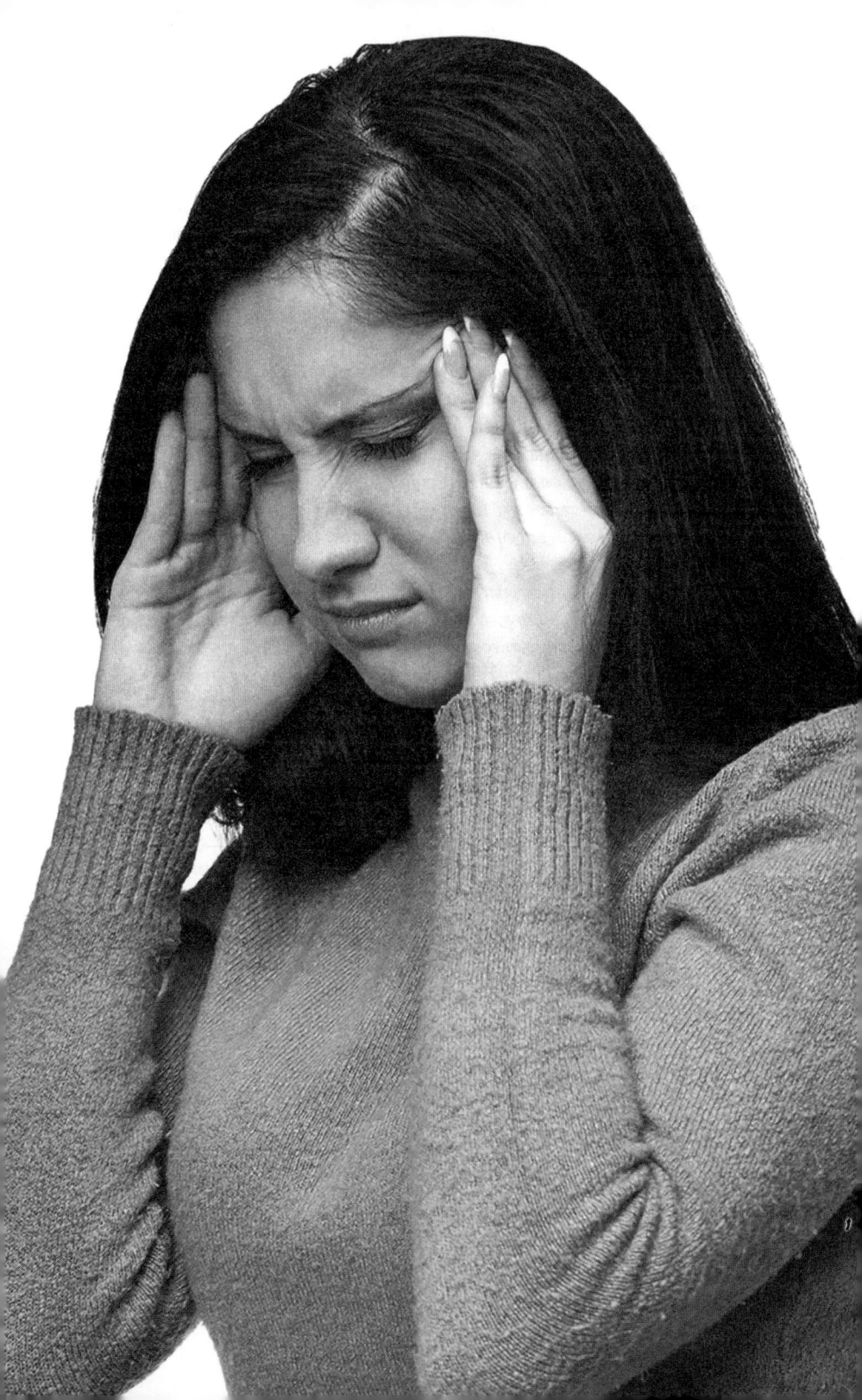

2. தேவையான அளவு தண்ணீர் பருகாததால், உச்சி வெயிலில் அலைவதால் (Dehydration)...
3. வேளாவேளைக்கு உணவு அருந்தாமை யால் (Hypoglycemia)...
4. கண்ணுக்கு அதிகப்படியான வேலை கொடுப்பதால்... டி.வி., செல்போன், கம்ப்யூட்டர், வாசித்தல் என கண் களைப்படைவதால்...
5. கோபம், எரிச்சல், வருத்தம் போன்ற மன ஓட்டத்தினால்...

இது மட்டுமல்ல... சில மருந்துகளோ, கிருமிகளால் வரும் காய்ச்சலோ, பல் கிருமிகளோ காரணமாகலாம். மூளையிலுள்ள ரத்தக் குழாய்களில் மாற்றம் மற்றும் ரத்தக்கசிவு, மூளையில் கிருமிகளின் தாக்கத்தாலோ (Malaria, T.B., Cysticercosis), தலையில் ஏற்படும் காயங்கள் (மூளையின் சுவர்களில் அல்லது மூளையில் ஏற்படும் காயம், ரத்தக்கட்டியால் ஏற்படும் அழுத்தம்), மூளையில் வரும் சாதாரண வீக்கத்தை (Benign) ஏற்படுத்தும் பரவாத, பரவும் கட்டிகள் (Malignant) அல்லது மற்ற இடங்களில் ஏற்பட்ட கட்டிகளின் இரண்டாம்நிலை பரவுதல் (Secondaries) என பல காரணங்கள் இருக்கலாம்.

எந்த முக்கியமான காரணமும் இல்லாமல் 20-40 வயதுக்குள் வரும் தலைவலி 90 சதவிகிதம்... இது பிரச்னையில்லை. மீதி 10 சதவிகிதத்தில் வரும் தலைவலியை மருத்துவப் பரிசோதனைகளால் வித்தியாசப்படுத்திப் பார்ப்பது அவசியம். அதனால்தான் மீண்டும் மீண்டும் தலைவலியுடன் வரும் நோயாளி ஒரே குடும்பநல மருத்துவரிடம் பார்க்கும்போதோ, நரம்புமண்டல நிபுணர்களிடம் பார்க்கும் போதோ, மற்ற மருத்துவப் பரிசோதனைகளுடன் மூளையில் கட்டி இருக்கிறதா என C.T. Scan, Brain M.R.I., மூளையில் ரத்த ஓட்டம் சீராக இருக்கிறதா என M.R. Angio Test எடுத்துப் பார்க்க வேண்டும். தலையில் கட்டியோ, நோயோ இல்லாத ஆயிரம் பேர்களை விட்டுவிடலாம். மூளையில் புற்றுநோய் உள்ள ஒருவரைக் கூட ஆரம்ப நிலையிலேயே கண்டுபிடிக்காமல் விட்டுவிடக்கூடாது என்ற நோக்கத்தினால்தான் செலவு மிகுந்த பரிசோதனைகளை எழுத வேண்டியுள்ளது.

மன அழுத்தத்தினால் வரும் தலைவலி (Cluster headache), நரம்பு அழுத்தத்தினால் முன்முகத்தில் ஆரம்பித்துவரும் தலைவலி (Trigeminal Neuralgia), ஒற்றைத் தலைவலி (Migraine), அதிக வேலைப் பளுவினால் வரும் தலைவலி (Primary Cough headache) போன்றவை மிக அபாயமான காரணங்கள் இல்லாதவை. அவ்வப்போது மிதமாகவோ, தீவிரமாகவோ வந்துபோகும். கழுத்திலோ, தலையிலோ ஏற்படும் காயங்களாலோ, கிருமியினாலோ (Meningitis) ரத்தக் கசிவினாலோ, கட்டிகள், கண்ணில் வரும் அழுத்தத்தினாலோ வரும் தலைவலிகளுக்குக் காரணங்களைச் சரிசெய்தால் மட்டுமே தலைவலியும் சரியாகும்.

மூளையில் வலியை உணரும் தனியொரு அமைப்பு (Nociceptor) இல்லை. தலை, கழுத்துப் பகுதிகளில் மற்றும் தலைக்குச் செல்லும் ரத்தக்குழாய்களில், மூளை நரம்புகளில் வலியை உணரும் சக்தி உண்டு. மூளையில் ரத்தக்குழாய்கள் விரிவது, சுருங்குவதைவிட, செரட்டோனின் போன்ற தொடு நரம்புகளை தூண்டும் வேதியியல் மாற்றங்களால் தலைவலி உணரப்படுகிறது.

ஒருவருக்கு ஏற்கனவே தலைவலி இருக்கிறதா அல்லது புதிதாக உணரப்படுகிறதா? தலைவலி மட்டும் தனியாக இருக்கிறதா? அல்லது வேறு நோய் அறிகுறிகளும் வேதனையும் இருக்கிறதா? இதைப் பொறுத்தே நோய்க்கான காரணமும் தீர்வும் அமையும்.

பொதுவாகத் தலைவலி என்று வரும்போது மூளையில் உணரப்படுவது, மூளையின் ரத்தக்குழாய் விரிவதாலோ, சுருங்குவதாலோ, மூளையின் உறுப்புகள் அழுத்துவதாலோ, மூளையின் உறைகள் அழுத்துவதாலோ ஏற்படும் உணர்வே. இதில் வாந்தி, மயக்கம், தலைச்சுற்று, வலிப்பு, பேச்சு குளறுதல், பார்வை மங்குதல், கால், கை இயக்கங்களில் மாற்றம் போன்றவற்றுடன் வரும் தலைவலியே மருத்துவருக்குப் பரிசோதனைகளைச் செய்யச் சொல்லும் அறிகுறிகளாகும். அல்லது நரம்பு சிறப்பு மருத்துவர்களைப் பார்க்க அறிவுறுத்தும் அறிகுறிகளாகும்.

எந்த நோய் அறிகுறிகளும் இல்லாமல் இயல்பாகவே இருக்கும் பட்சத்தில், அது ஒற்றைத் தலைவலியா, மன அழுத்தத்தினால் வரும் தலைவலியா, பார்வை மாற்றங்களால் வரும் தலைவலியா, ஜுரத்தினால் வரும் தலைவலியா என மருத்துவர் நோயாளியிடம் கேட்டறிந்து அறிகுறிகளைப் பொறுத்து அறிவுரைகளுடன் மருந்துகளையும் பரிந்துரைப்பார். எல்லா தலைவலிகளுக்கும் E.C.G., C.T. Scan போன்றவை தேவையில்லை. ஆனால், அடிக்கடி நோய் வரும்போது, நோயின் தீவிரம் அதிகமாக இருக்கும் போது பரிசோதனைகள் அவசியம். நோயாளியின் பயத்துக்காக மட்டுமல்ல... நுகர்வோர் நீதிமன்றங்களில் மருத்துவர்களை பாதுகாப்பதும் பரிசோதனைகளே.

பரிசோதனைகளின் முடிவில் நோய்க்கான காரணங்கள் அறியப்பட்டால் அதற்கான சிகிச்சை தரப்படும். அதே வேளையில் பொதுவான மூன்று காரணங்களால் வரப்படும் தலைவலி 1. மனஅழுத்தத்தால் (Cluster/Tension), 2. ஒற்றைத் தலைவலி (Migraine) மற்றும் 3. ஏற்கனவே கூறிய 5 காரணங்களால் வரும் தலைவலிகள்.

பொதுவாக மேலே கூறிய காரணங்களால் வரும் தலைவலிக்குச் சிலருக்கு தைலங்கள் தேய்த்தால் சரியாகலாம். சிலருக்குச் சாதாரண பாரசிட்டமால் மாத்திரைகளிலேயே குணப்படுத்தலாம். சிலருக்கு நல்ல தூக்கம், சிலருக்கு பானங்கள் என அவரவர் அறிந்துகொண்ட சாதாரண செயல்முறைகளில் வலி குறையுமானால், அதுவே போது

மானது. மன அழுத்தத்தினால் வரும் தலைவலிக்கு மருத்துவரிடம் கலந்து பேசி தனியான மருந்துகள் தேவைப்படும்.

மைக்ரேன் என்கிற ஒற்றைத் தலைவலியே உலக அளவில் மனிதர்களை முடக்கிப்போடும் 20வது முக்கியமான நோய். ஆசியாவில் 8 முதல் 12% பேருக்கு ஒற்றைத் தலைவலி இருப்பதாக அறியப்படுகிறது. தலைவலியுடன் வாந்தியும் இருக்கும். வெளிச்சம், இரைச்சல், தலைவலியை அதிகப்படுத்தும் தலைவலி வருவதற்கான அறிகுறிகள் *(Aura)* காணப்படும்.

இதற்காக வாந்தியைக் குறைக்கும் மருந்துகள், தலைவலியைக் குறைக்கும் மருந்துகள், மன பயத்தைப் போக்கும் மருந்துகள் ஆகியவற்றுடன் மைக்ரேன் வராமல் தடுக்கும் மருந்துகளும் உள்ளன.

தலைவலியைக் குறைக்கும் மருந்துகள்

Paracetamol Brufen, Ergot, Tramadol, Aspirin, Mefenamic acid... இவை வயிற்றுவலி, நெஞ்செரிச்சல் தரவல்லவை. சிறுநீரகம், ஈரல் பாதிப்புள்ளவர்கள் எடுத்துக்கொள்ளக் கூடாது. ஆரம்பத்தில் *Ergot* மருந்துகள் *Caffieine* மருந்துகளுடன் வலியைக் குறைக்க உதவும்.

வாந்தியைக் குறைக்கும் மருந்துகள்

Prochlorperazine, Emeset

மன பயத்தைப் போக்கும் மருந்துகள்

Amitriptyline, Zolpidem, Alprazolam... இவை தூக்கம் தரவல்லவை. அடிமையாகும் ஆபத்து உண்டு.

மைக்ரேன் தலைவலியைத் தடுக்கும் மருந்துகள்

Flunarizine-ca... செல்லுக்குள் செல்வதைத் தடுக்கும் மருந்து. இம்மருந்துக்கு தூக்கம் வரலாம். வாய் உளறல் போன்றவை காணப்படும். வாரம் 5 நாட்கள் வீதம் 3 மாதங்கள் வரை தரலாம். *Propranolol, Cyproheptadine* போன்ற மருந்துகளும் தரலாம் என்றாலும், ரத்தக் கொதிப்பு மற்றும் ஆஸ்துமா நோயாளிக்கு முன்னெச்சரிக்கையுடன் தரலாம்.

வேளாவேளைக்கு உணவு, 6 முதல் 8 மணி நேர உறக்கம், மனதுக்குப் பிடித்த வேலை, போதுமென்ற மனம், ஆடம்பரம் இல்லாத வாழ்க்கை, பேராசை இல்லாத மனம் என வாழ்ந்தால் தலைவலி மட்டுமல்ல... ஏராளமான நோய்களை விரட்டிவிடலாம்!

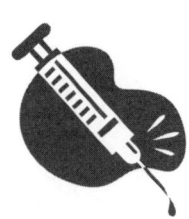

மன அழுத்த நோய் மருந்துகள்
Anti Depressants

வாழ்க்கையின் வெற்றியை 'நான், எனது' என்ற வார்த்தை களுக்குள் அடைத்துக் கொண்டாடும் மனது, 'தோல்வி' என்று வரும் போது 'எனக்கு மட்டும் ஏன்?', 'என்னைச் சுற்றி மட்டும் ஏன்?' என சுயபச்சாதாபம் கொள்கிறது. அப்படி நினைப்பவர்கள் படிப்படி யாக மன அழுத்த நோய்க்குள் வந்துவிடுவார்கள். அதே நேரத்தில் தோல்விக்கு மற்றவர்களை, மற்றவற்றைக் காரணம் காட்டுபவர்கள், மீண்டும் மீண்டும் தோற்பார்களே தவிர, மன அழுத்த நோய்க்குள் வரமாட்டார்கள். தற்கொலை அல்லது தற்கொலை முயற்சிக்கு எத்தனையோ காரணங்கள் இருந்தாலும் அதன் முழுப்பரிமாணமும் முதற் காரணமும் மன அழுத்தமே!

மனஅழுத்தம் என்பது மிக மோசமான சோகமோ, தினசரி வரும் சாதாரண மோசமான மனநிலையோ அல்ல. அது நம்மை இயல் பாக இருக்கவிடாமல், அன்றாட பணிகளை முடக்கிப் போடும் மோச மான மனநிலை. நூற்றுக்குப் பத்துபேருக்கு இது பரவலாகக் காணப் படும் மனநிலை. மன அழுத்தம் என்பது பல்வேறு பாரம்பரிய, சுற்றுப்புற, மன ஓட்டங்கள் போன்ற காரணங்களால் ஆனது. தனிப்பட்ட ஒரு காரணத்தைக் கூற இயலாது. அதனால்தான் குணப்படுத்துவதும் கடினமாகிறது.

டாக்டர் மு. அருணாச்சலம்

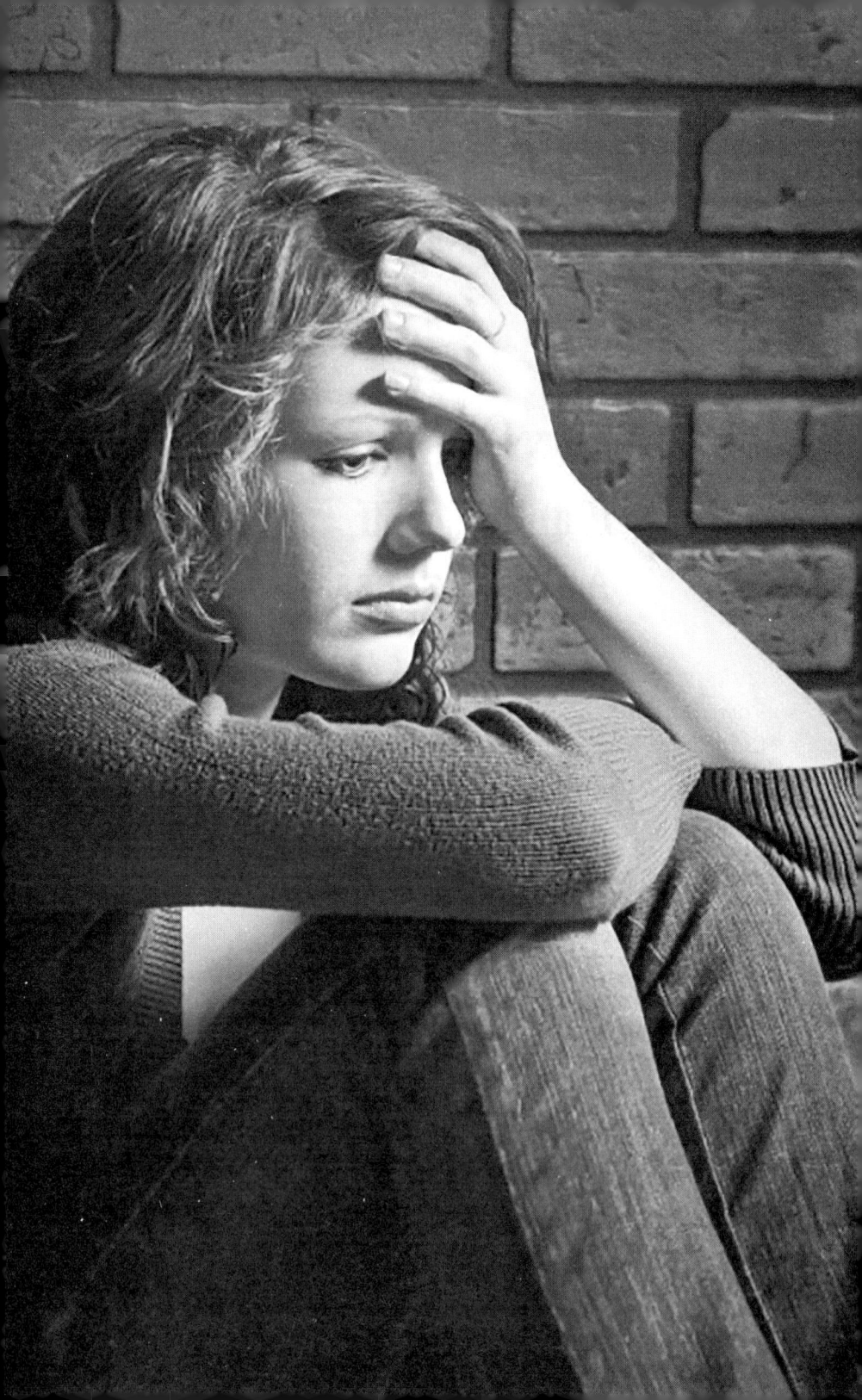

சாதாரண மனிதர்களைப் போல பிரபலமானவர்களுக்கும் மன அழுத்த நோய் இருப்பது எல்லோரும் அறிந்ததே.

மனஅழுத்தம் என்பது வெளியே சொல்ல முடியாத அளவுக்கான கவலை, வருத்தம், இழப்பு, கோபம் மற்றும் வெறுப்புடன் கூடிய வெறி போன்றவற்றை உள்ளடக்கிய ஒரு மனநிலையே. தன் வெளிப்புற சூழ்நிலையுடன் ஒத்துப் போக முடியாதவர்கள் தன்னை சுற்றியுள்ளவர்களை விட்டு தனிமையாகி தனக்குள்ளே அழுந்தும் மனநிலையே மன அழுத்தம். பொதுவாக எல்லோரிடமும் பேசிப் பழகுபவர்களுக்கு இது வராது. கோடு போட்டு வட்டத்துக்குள் வாழ்பவர்களுக்கு இது அதிகமாகக் காணப்படும்.

மன அழுத்த நோய் உள்ளவர்கள் திடீரென தன்னம்பிக்கை இழக்கிறார்கள். யாருமே தன்னை புரிந்து ஏற்றுக்கொள்ளவில்லை என உணர்வார்கள். இதனால் தான் தனிமைப் படுத்தப்பட்டதாகவே எண்ணி யாருடனும் பேசாமல், பழகாமல், தானுண்டு தன் வேலையுண்டு என தனிமைக்குள் சிறைப்படுவார்கள். தன்னையறியாத சோகம் அவர்களைச் சூழ்ந்துகொள்ளும். எதிலும் ஆர்வமில்லாதவர்களாக மாறி விடுவார்கள். வழக்கமாக அவர்களுக்குச் சந்தோஷம் தரும் விஷயங்களைக் கூட செய்யும் ஆர்வத்தை இழந்து ஒருவித சோர்வுடனே காணப்படுவார்கள்.

மன அழுத்தத்துக்கான அறிகுறிகள்...
1. திடீரென அதிக தூக்கம் அல்லது தூக்கமின்மை
2. எளிதில் எரிச்சல் அடையும் தன்மை
3. காரணமில்லாமல் எல்லோருடனும் கோபம்
4. முழு கவனத்துடன் செயல்பட முடியாமல் போவது
5. படபடப்பு
6. அதிகப்படியான போதைப் பழக்கம்
7. குடும்ப வாழ்க்கையில் நாட்டமின்மை
8. குழப்பமாக எதைப்பற்றியும் முடிவு எடுக்க முடியாமை
9. தற்கொலை எண்ணம்.

இவற்றுடன் சில வேளைகளில் நெஞ்செரிச்சல், மூச்சடைப்பு, நெஞ்சு வலி, தலைவலி, வயிற்று வலி போன்ற உடல் உபாதைகளாக (Psychosomatic), சுயபச்சாதாபம் (Self pity), சுய விமர்சனம் (Self blame) போன்ற மன-உடல் உபாதைகளுடன் அவசர சிகிச்சையை நாட வேண்டி வரலாம்.

இதுபோன்ற அறிகுறிகள் நிச்சயமாகப் பிள்ளைகளிடம் பெற்றவர்களோ, பெற்றவர்களிடம் பிள்ளைகளோ, உறவினர்களிடமோ, நண்பர்களிடமோ காணப்பட்டால் அலட்சியம் வேண்டாம். உடனடியாக அவர்களிடம் காரணத்தைக் கேட்டு அறிந்து உறவுக்குள் மூக்கை நுழைக்காமல், அவர்களைப் புரிந்து கொள்பவர்களாகவே நடந்து, அவர்களது மனபாரத்தைக்

கேட்டறிந்து நம்பிக்கையைப் பெறலாம். முதலில் குடும்பநல மருத்துவரிடமும், தேவைப்பட்டால் மனநல மருத்துவரிடமும் செல்வது அவசியம். இந்தியாவில் மட்டும்தான் மனநல மருத்துவரிடம் செல்பவர்கள் உடையை கிழித்துக்கொள்ளும் கிறுக்கர்கள் மட்டுமே என்ற எண்ணம் உள்ளது. வெளிநாடுகளில் குடும்பத்துக்கு ஒரு மனநல மருத்துவர் இருப்பதும் மனநல மருத்துவரிடம் அரசாளுபவர்கள் கூட சென்று வருவதும் சாதாரண விஷயமே.

மன அழுத்தம் என்பது ஒரு மனநிலை தடுமாற்றம் என்பதால் மருந்துகளும் மனநல மருத்துவரின் ஆலோசனையும் சேர்ந்துதான் குணப்படுத்த முடியும்.

மன அழுத்த மருந்துகள்

Moclobemide, Clorgyline குறைந்த நேரம் வேலை செய்யும்.

Monoamine oxidase inhibitors (MAOIs),

Tricyclic antidepressants (TCAs) amitriptyline, imipramine, clomipramine...

இந்த மருந்துகளில் சில மற்ற நோய்களுக்கான மருந்துகளுடன் ஒத்துப்போகாதவை. ஆகவே மற்ற நோய்களுக்கான மருந்துகளை மருத்துவரிடம் எடுத்துரைப்பது அவசியம். குறிப்பிட்ட அளவு, நேரம், மருந்துகளை எடுத்து அதனால் ஏற்படும்விளைவுகளை மருத்துவர்களிடம் பேசி, கூட்டிக் குறைத்து எடுத்துக் கொள்ள வேண்டியதும் முக்கியம். இம்மருந்துகளைப் போதை மருந்துகளுடன் உட்கொள்ளக்கூடாது. வயதானவர்களுக்கும் குழந்தைகளுக்கும் நடுத்தர வயதினர் எடுத்துக் கொடுப்பது நல்லது. இம்மருந்துகள் வேலை செய்ய 2-3 வாரங்கள் ஆகும். படபடப்பு, இதயத்துடிப்பு அதிகமாகலாம். ஆனால், மோசமான மன அழுத்த நோய்க்கு இவை நல்ல மருந்துகள்.

Selective serotonin reuptake inhibitors (SSRIs), Fluoxetine, Sertraline, Escitalopram .

சாதாரண ஆரம்ப கட்ட மன அழுத்த நோய்களுக்கு இம் மருந்துகள் தரப்படுகின்றன. இவற்றால் குமட்டல், வாந்தி, தூக்கமின்மையும் வரலாம்.

கூட்டுக் குடும்பம், உற்றார், உறவினர், நண்பர், மனம் திறந்த உறவு, நட்பு, உடற்பயிற்சி, நல்ல உணவுப்பழக்கம், பாட்டு, நடனம், வாசித்தல், கேட்டல் போன்றவை மன அழுத்தத்தைப் போக்கும் மருந்துகளை விடவும் சிறந்த ஊக்குவிப்பு விஷயங்கள்!

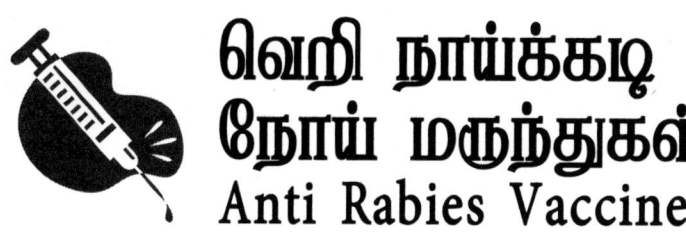

வெறி நாய்க்கடி நோய் மருந்துகள்
Anti Rabies Vaccines

நாய்கள் நன்றிக்குப் பெயர்போனவை. வெறி நாய்க்கடி நோயும் அதே அளவு பிரபலமானது. நாய்க்கடி விஷமாகும் ரேபிஸ் வைரஸ் கிருமிகளையும் அதற்கான மருந்துகளையும் பற்றிப் பார்க்கலாம்.

ரேபிஸ் வைரஸ் என்பது மூளையைத் தாக்கும் ஒரு நோயாகும். Lyssa virus எனப்படும் ரேபிஸ் வைரஸ், பாதிக்கப்பட்ட விலங்குகளின் எச்சிலில் இருக்கும். அவை வாய், மூக்கு, கண்களிலோ, காயங்களிலோ, காயங்கள் மூலமாக ரத்தத்தில் படும்போது மனிதர்களுக்கும் மற்ற விலங்குகளுக்கும் பரவும். காயங்களிலிருந்து நரம்புகள் மூலமாக ஒரு நாளைக்கு 0.3 மில்லிமீட்டர் நகர்ந்து மூளையை நோக்கிப் பயணம் செய்யும். அதனால், முகத்தில், தலையில் கடித்தால் வேகமாக மூளையை வந்தடையும். கால், கைகளில் கடித்தால் மூளையை வந்தடைய மாதங்கள், வருடங்கள் கூட ஆகலாம். முதலில் தசை செல்களில் பல்கிப் பெருகும் கிருமிகள், பிறகு நரம்பு செல்களை வேகமாகத் தொற்றிக்கொள்ளும். நரம்பு செல்களில் மிக வேகமாக நகரும். 2 முதல் 12 வாரங்களுக்குள் நோயினால் தாக்கப்பட்ட விலங்குகள் கடித்தவுடன் நோய் வெளிப்படலாம். காயத்தின் ஆழம், கடித்த இடம், நோய்க் கிருமியின் அளவு போன்ற பல காரணங்களினால் சிலருக்கு

டாக்டர் மு. அருணாச்சலம்

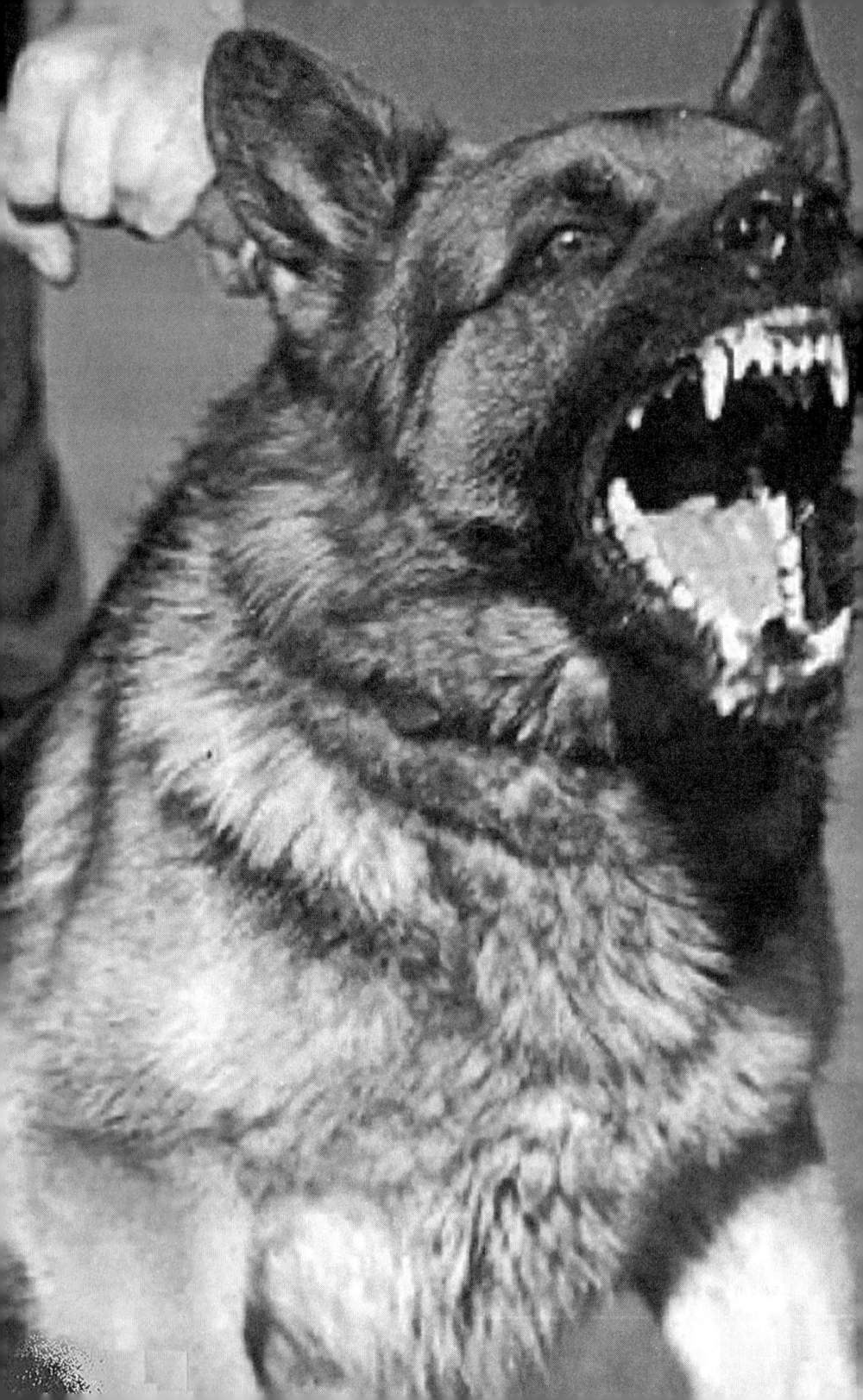

6 வருடங்கள் தாமதமாகக் கூட நோய் வரலாம்.

நோயின் அறிகுறி ஆரம்பித்த 2 முதல் 10 நாட்களுக்குள் மரணம் நிச்சயம். மற்றபடி எலி, பூனை, வெறிநாய்க் கடியால் பாதிக்கப்பட்டிருக்கும் மற்ற விலங்குகள் கடித்தால் தடுப்பூசி போட்டுக் கொள்ளுவதன் மூலம் 100% நோய் வராமல் தற்காத்துக்கொள்ள முடியும்.

எனினும் ஒவ்வொரு ஆண்டும் உலகெங்கும் 55 ஆயிரம் பேர் வெறிநாய்க் கடியால் இறந்து போவதாக மருத்துவப் பதிவுகள் கூறுகின்றன. இந்தியாவிலோ 20 ஆயிரம் பேர் இறந்து போகிறார்கள். அதில் 50 சதவிகிதத்தினர் 15 வயதுக்குக் கீழ் உள்ள குழந்தைகள்... குறிப்பாக 5 முதல் 10 வயதுக்கு உட்பட்டவர்கள் என்பது வேதனைக்குரிய விஷயம்.

ஏன் குழந்தைகள்?

1. முன்னெச்சரிக்கை இல்லாமல் குழந்தைகள் விளையாடுவதால்...
2. மூளைக்கு மிகஅருகில் முகத்திலோ, கழுத்திலோ, தலையிலோ காயம்படுவதால்...
3. கவனிக்காத பட்சத்தில், அறியாமையால் காயத்தை உதாசீனப்படுத்தி நாய்க்கடி தடுப்பூசி போடாமல் விடுவதால்...
4. தினமும் சென்னையிலேயே அரசு மருத்துவமனைகளில் 60-70 நாய்க்கடி நோயாளிகளுக்கு 'இல்லை' என்று சொல்லாமல், வெளிநாட்டுத் தடுப்பூசிகள் போட்டு வருகிறார்கள். இது அவசர சிகிச்சை நோய்களுக்கு வாங்கும் மருந்துகளின் பட்ஜெட்டில் விழும் ஓட்டை என்பதை, தடுப்பூசி போடப்படாத தெருநாய்களை வளர்ப்பதில் முனைப்பு காட்டுவோரும், விலை உயர்ந்த நாய் வளர்ப்போரும் மனதில் கொள்ள வேண்டும்.

நாய் கடித்தவுடன் என்னசெய்ய வேண்டும்?

வெறி நாயோ, தெரு நாயோ, வீட்டில் வளர்க்கிற நாயோ... அதற்கு நோய் இருக்குமானால், அந்த நாய் மாறுபட்ட பழக்க வழக்கம் கொண்டிருக்கும். எல்லோரின் மீதும் பாய்வதும், கடிக்க முனைவதும், மற்ற விலங்குகளையும் கடிக்க முனைவதோடு, அந்த நாயும் எச்சிலை முழுங்க முடியாமல் கோழையுடன் எச்சிலை வடித்தபடி இருக்கும். நாய்க்கு வலிப்பு, ஜுரம், வாதம், முழுங்க முடியாமை, கீழ்த்தாடை மூடாமலேயே இருந்தால், குரைக்கும் சத்தம் மாறினால், அதிக எச்சில் சுரந்தால், காரணமின்றி எரிச்சலுடன் பாய்ந்தால், கடித்தால் - அது நாயாக இருந்தாலும், பூனையாக இருந்தாலும் - 'அதற்கு நோய் வந்து இருக்கிறதா' என விலங்கு நல மருத்துவரிடம் சந்தேகத்தை போக்கிக் கொள்ள வேண்டும்.

வெறி நாயோ, தெரு நாயோ, வளர்ப்பவர் நாயோ, பூனையோ, எலியோ கடித்த இடத்தை ஓடும் தண்ணீரில் 10 முறை சோப்பு போட்டுக் கழுவ வேண்டும். விலங்குகளைத் தாக்கும் ரேபிஸ்

கிருமி, அதன் எச்சில் மூலமாகத்தான் பரவும். உடலில் தோல் கிழியாத பட்சத்தில் எந்த காயத்திலும் நோய்க்கிருமி பரவாது. பயப்படத் தேவையில்லை. ஆனால், இந்த விலங்குகள் காலை நக்கிக் கொண்டேயிருக்கும். அதனால் நகக்கீறலோ, பல் கடியோ, தோல் கிழிந்தால் ரத்தத்தில் எச்சில் பட்டாலே அதன் மூலம் கிருமி பரவ வாய்ப்பு இருக்கிறது. காயத்தை நன்றாகக் கழுவிய பிறகு ரத்தம் அதிகமாக வந்து காயம் ஆழமாக இருந்தால் மருத்துவரை அணுகும் வரை கட்டு போடலாம். இல்லையெனில் திறந்த புண்ணே மேலானது.

காயத்தின் தன்மை, அதன் இடம், ஆழம் பொறுத்து, நாய்க்கடியை 3 வகையாக பிரிக்கலாம்.

நாய் நக்குவதால், தோல் கிழிந்து இருக்காவிட்டால், நாய்க்கு உணவு அளிப்பதால், தொடுவதால் பிரச்னை கிடையாது. தடுப்பூசி தேவையில்லை.

தோல் முழுமையாக இருந்தால் பிரச்னை இல்லை. தோல் கிழிந்து இருந்தால் தடுப்பூசி வேண்டும். தோல் கிழிந்து முகத்துக்கு அருகில் ஆழமான காயம் என்றால் தடுப்பூசி மற்றும் R.I.G. வேண்டும்.

ARV (Anti Rabies Vaccine) தடுப்பூசிகள்...

நாய் கடித்து காயம் படுவதற்கு முன்பாக, நாய் வளர்க்க ஆசைப் படுபவர்கள், விலங்கியல் மருத்துவர்கள், உதவியாளர்கள், தற்காப் பாகப் போட்டுக் கொள்ளும் ஊசிகள். இது 3 மட்டும் போதுமானது. விலங்குகள் கடித்த பின் 5 ஊசிகள் கண்டிப்பாகப் போட வேண்டும் (1,3,7,14,28 நாட்கள்). வெறும் தோல் மட்டும் கிழிந்து இருந்தால் தடுப்பூசி மட்டும் போதுமானது. இந்த தடுப்பூசி (ARV) நோய் எதிர்ப்பு சக்தியை கூட்டி, வைரஸ் கிருமிகளை அழித்து நரம்பு மண்டலத்தை பாதுகாக்கும். ஆழமாக, முகத்துக்கு அருகில் என்றால் *Rabies Immunoglobulin (RIG)* காயத்தைச் சுற்றிலும் போடுவது அவசியம். இதன் மூலம் காயத்தைச் சுற்றி தசைகளில் உடனடியாகக் கிருமிகள் பெருகுவதை முழுமையாகத் தடுக்க முடியும்.

உங்கள் கவனத்துக்கு...

1. பொதுவாக நாய்க்குத் தடுப்பூசி போட்டு இருந்தால், கடி பட்டவர்களுக்குத் தடுப்பூசி வேண்டாம் என்பது தவறு. அவர்களும் தடுப்பூசி போட்டுக்கொள்ள வேண்டும்.
2. 10 நாள், 20 நாள் நாயைப் பார்த்துக் கொண்டால் போதும் என்பதும் தவறானது. கடித்தால் தடுப்பூசி 5ம் அவசியம். நாய்க்கு நோய் வராமலே நாயின் உடலில் கிருமிகள் *(Carrier stage)* இருக்கலாம். அவை மனித உடலில் உடனே நோயாக மாறும்.
3. கீறினால் தடுப்பூசி தேவையில்லை என்பது தவறு. கீறினாலும் அவசியம். நகத்தை நக்கிச் சுத்தம் செய்வதால் எச்சிலில் நகத்தில் பரவும் கிருமி காயத்தில் பட்டால் நோய் பரவும்.

4. தோல் கிழிந்த விலங்கு கடித்த காயத்துக்கு 5 தடுப்பூசிகள் அவசியம். 3 போட்டால் போதாது.

இவ்வாறு எடுத்துக் கொண்ட 5 தடுப்பூசி 5 ஆண்டுகளுக்கு மட்டுமே செல்லும். 5 ஆண்டுக்குள், ஊசி போட்ட ஓராண்டு கழிந்து மீண்டும் கடிபட்டால், ஒரு ஊசி போட்டுக்கொள்ள வேண்டும். 5வது ஆண்டுக்குப் பிறகு, மீண்டும் கடிபட்டால் 5ஊசிகளும் அவசியம்.

எந்த உணவுக் கட்டுப்பாடும் நாய்க்கடி நோய்க்கு தேவையில்லை. முழுமையான தடுப்பூசி ஒன்றே 100% பாதுகாப்பான நோய் தடுப்பு முறை. நோய் வந்த பிறகு இந்தியாவில் உயிர் காப்பாற்றப்பட்டது இல்லை. நாய்க்கடி நோய்வாய்ப்பட்டவர்கள் உடலிலிருந்து கூட நோய்க்கிருமி மற்றவர்களுக்கு தொற்றக் கூடும் என்பதால் உடலைக் கூட அரசாங்கமே தகனம் செய்து விடும். உறவினர்கள் கூட பார்க்க முடியாது.

நாய்கள் மற்றும் வீட்டு விலங்கினங்களை தெரு நாய்களை, ரேபிஸ் கிருமிகளிலிருந்து பாதுகாக்க அரசாங்கத்துக்கு உதவி செய்வோம். தெரு நாய்களைப் பிடித்துச் செல்லும் வாகனங்கள், அந்நாய்களுக்கு தடுப்பூசி போட்டு கர்ப்பத்தடை அறுவைசிகிச்சை செய்து மீண்டும் அதே இடத்தில்தான் விட்டுச் செல்வார்கள். அவர்களோடு சண்டையிடாதீர்கள். வருடாவருடம் தெரு நாய்களுக்கு, வீட்டு நாய்களுக்கு, கால்நடை மருத்துவரிடம் காண்பித்து தடுப்பூசி போடுங்கள். இலவசமாக அரசு மருத்துவ மனைகளில் போடப்படும் தடுப்பூசியைப் போட அறிவுறுத்துங்கள். உயிர் இழப்புகளைத் தடுத்து நிறுத்துங்கள்!

டாக்டர் மு. அருணாச்சலம்

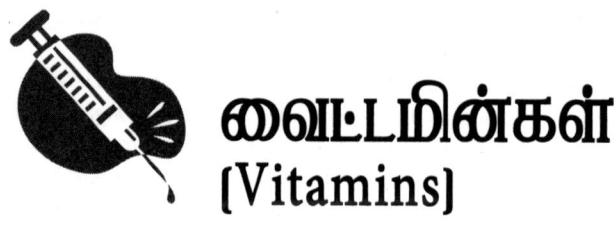

வைட்டமின்கள்
[Vitamins]

உணவு என்பது உடனடியாக சத்து வழங்கும் கார்போஹைட்ரேட் (Carbohydrate) எனப்படும் மாவுச்சத்து, உடலில் சேமித்து வைத்து அவ்வப்போது சத்து வழங்கும் மற்றும் உடலின் எடையை கூட வைக்கும் புரதம் (Protein), கொழுப்புச்சத்து (Fat) என்ற அடிப்படையில் முக்கிய காரணிகள் மூன்றுடன் வைட்டமின்களும், தாதுப்பொருட்களும் உள்ளடக்கியது. அதையே சமச்சீர் உணவு (Rational Diet) என்கிறோம்.

கற்காலத்தில் ஆதிமனிதன் இலை, தழை, கீரை, வேர், காய், கனி என்பதை மட்டும் உண்டான். அவனுக்குக் காய், கனி, கிழங்குகளிலிருந்து தேவையான மாவுச்சத்தும், விதை மற்றும் கொட்டைகளிலிருந்து புரதம், கொழுப்புச்சத்தும், தாதுப்பொருட்களும், இலை, தண்டு மற்றும் காய் கனிகளில் தேவையான நார்ச்சத்தும் வைட்டமின்களும் கிடைத்தன.

Frederick Hopkins 1929ம் ஆண்டு உணவில் புரதம், கார்போஹைட்ரேட், கொழுப்புச்சத்து தவிர சில துணை உணவுச் சத்துப்பொருட்களும் (Accessory Factors) மனிதன் உயிர்வாழ அவசியம் என்பதைக் கண்டுபிடித்தார். Hopkins மற்றும் Eijkman ஆகிய இருவருக்கும் இதற்காக மருத்துவ நோபல் பரிசு வழங்கப்பட்டது.

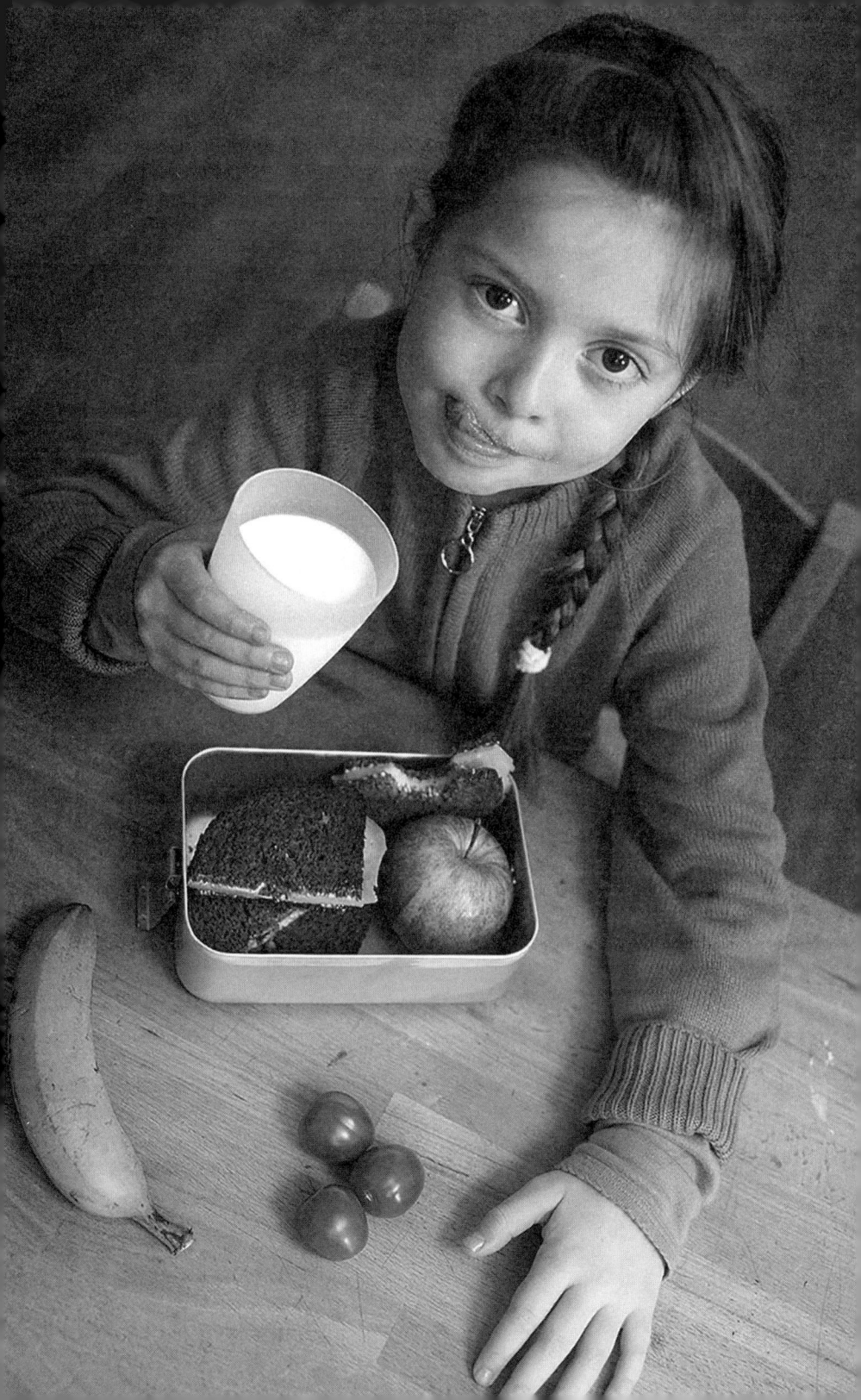

வைட்டமின்கள் [Vitamins]

வைட்டமின்	கிடைக்கும் உணவுகள்	வைட்டமின் குறைபாட்டு நோய்கள்
Vitamin-A (Rational)	மீன் எண்ணெய் (Cod liver oil), கேரட், தக்காளி, ஆரஞ்சு	கண் உலர்ந்து போகலாம் குருடாகலாம். கலர் வித்தியாசம் பார்ப்பது கடினமாகலாம். பின்தங்கிய நாடுகளில் குழந்தைகளின் கண் குருடாக Vitamin-A குறைபாடு மிக முக்கியமான காரணமாகும்.
Vitamin-B (Thiamin)	தோல் நீக்கப்படாத அரிசி	ரத்தசோகை (Anemia), இதய நோய், பெரிபெரி (Beri Beri),உடலெங்கும் வீக்கத்துடன் நரம்பு வேதனை (Neuropathy) மயக்கம், களைப்பு.
Vitamin B2 (Riboflavin)	இறைச்சி (Dairy products) பால்சார்ந்த பொருட்கள், முட்டை, காய் கனிகள்	உதடு ஓரங்களில் வரும் வாய்ப்புண், நாக்கில் புண், உலர்ந்த தோல், கண்புரை, எடை குறைவு, களைப்பு, மயக்கம், குழப்பம்.
Vitamin-B3 (Niacin)	இறைச்சி	தலைச்சுற்று, மயக்கம், ஞாபகமறதி, தோல் வியாதி சூரிய ஒளியினால் தோல் சிவப்பாக, புண்ணாக மாறுவது ஓர் அறிகுறி.
Vitamin-B6 (Pyridoxine)	இறைச்சி, பால் பொருட்கள்	இது நோய் எதிர்ப்பு சக்தியைத் தரும். உடலுக்கு தேவையான மிக முக்கியமான வேதியியல் பொருட்களில் கிடைக்கிறது.
Vitamin-B7 (Biotin)	இறைச்சி, பால் பொருட்கள், முட்டை	குமட்டல், வாந்தி,உலர்ந்த காய்ந்த தோல், வாய்ப்புண் மற்றும் முடி கொட்டுதல்.முடி வளர முக்கியமானது.
Vitamin-B12 (Cobalamins)	ஈரல், முட்டை (Animal products) அசைவ உணவு	நரம்புகளைப் பாதுகாக்கும் ஒரு வைட்டமின்.களைப்பு, பசியின்மை, மனக்குழப்பம், மன அழுத்தம், ரத்த சோகை, வாய்ப்புண், நரம்பு வலி, கைகால்கள் இழுக்கும் சுண்டு வலி.

வைட்டமின்	கிடைக்கும் உணவுகள்	வைட்டமின் குறைபாட்டு நோய்கள்
Vitamin-C (Ascorbic acid)	எலுமிச்சை, ஆரஞ்சு, Citrus, Most Fresh Foods	பசியின்மை, களைப்பு, வாய்ப்புண், வாயிலிருந்து ரத்தம் வருதல், தலைவலி.
Vitamin-D (Calciferol)	உணவில் கிடைப்ப தில்லை. மீன் எண்ணெயில் (Cod liver oil) மட்டும்	Rickets என்ற நோயின் மருந்தாக செயல்படுகிறது. 7-Dehytro cholesterol என்ற வேதியியல் பொருள் சூரிய ஒளி படுவதன் மூலம் Vitamin-D3 உருவாகிறது. Vitamin-D கிடைத்தால் உறுதியான எலும்புகள் அமையும். நோய் எதிர்ப்புச் சக்தி, நீரிழிவு, ரத்தக் கொதிப்பு, இதய நோய் போன்றவை அண்டாது. வெயில் மனித உடலில் படுவதனால் மட்டுமே இது சாத்தியம்.
Vitamin-E	எண்ணெயில் கரையும் Vitamin. கோதுமை மற்றும் தாவர எண்ணெய்கள்	இரவில் வரும் தசைப்பிடிப்பு, விட்டு விட்டு கால்வலி, மார்பக வலி (பெண்களுக்கு).
Vitamin-K (Phylloquinone)	இலைகள், காய்கறிகள், தாவர எண்ணெய், கீரை	இது மனித குடலில் தயாராகிறது. ஈரலில் இது மறுசுழற்சி செய்யப்பட்டு சேமித்து வைக்கப்படுகிறது. சிறிதளவு எலும்பிலும் சேமித்து வைக்கப்படுகிறது. எலும்புகள் திடமாக இருப்பதற்கு Vitamin-K உதவுகிறது. முதிர்ந்த ரத்தக்குழாய்களிலும் இதய வால்வுகளிலும், மற்ற உறுப்புகளிலும் Osteocalcin\ (O.C) Matrix gla protein (MGP) போன்றவை Vitamin-K புரோட்டீன்கள் தன்னுடைய மெல்லிய தன்மையை இழந்து திடப்படுவதற்குக் காரணமாகின்றன.

வைட்டமின்கள் அவற்றின் இயற்கையான செயல்பாட்டின் படியும், வேதியியல் மூலக்கூறுகளாலும் உலக அளவில் ஆங்கில மெய்யெழுத்துகளால் வைட்டமின் A மற்றும் வைட்டமின் B குழுமங்களாகவும், C, D, E, K என்றும் அறியப்படுகின்றன.

1930களில் முதன் முறையாக வைட்டமின் B காம்ப்ளக்ஸ், வைட்டமின் C போன்றவை பிரித்தெடுக்கப்பட்டு மருந்துகளாகத்

தரப்பட்டன. ஒன்பது *B* வைட்டமின்களும் வைட்டமின் *C*யும் தண்ணீரில் கரைபவை. வைட்டமின் - *A, D, E, K* போன்றவை கொழுப்பில், எண்ணெயில் கரைபவை.

வைட்டமின்கள் கருவிலிருந்து முதுமை வரை ஒவ்வொரு காலகட்டத்துக்கும் அந்தந்த வயது, வேலைக்கு ஏற்ப உடலின் வளர்ச்சி, முதிர்ச்சியைப் பொறுத்து எல்லோருக்குமே தேவை. தனித் தனி வைட்டமின்களின் தேவை கூட, குறைய இருக்கும். பரவலாக மிக முக்கியமான வைட்டமின்கள் உணவிலிருந்து கிடைத்தாலும், ரத்தம் உறைவதற்கான வைட்டமின் *K*, பயோட்டின் உணவுக் குழாயின் நன்மை செய்யும் நுண்கிருமிகளால் உற்பத்தி செய்யப் படுகிறது. வைட்டமின் *D* நம் எல்லோருக்கும் தெரிந்தபடி சூரிய ஒளியின் 'அல்ட்ரா வயலட் கதிர்' (*UVRays* வீச்சினால் தோலில் உருவா கிறது. சரிசதவிகிதத்தில் உடலுக்கு வைட்டமின்கள் தேவை. அளவுக்கு அதிகமானால் *Hypervitaminosis* நோயாக, குறைவாக இருந்தால் *Hypovitaminosis* நோயாக அறிகுறி தெரியும்.

வைட்டமின்கள் உணவில் உடலுக்குக் கிடைக்காமல் போகலாம். அல்லது கிடைக்கும் வைட்டமின்களை உறிஞ்சும் சக்தி இல்லாமல் போகலாம். உணவில் வைட்டமின்கள் அதிகமாக உறிஞ்சப்படும் வாய்ப்பில்லை. மருந்துகளாக உட்கொள்ளும்போது உடலின் தேவைக்கு அதிகமாக வாய்ப்பு இருக்கிறது.

வைட்டமின்கள் இப்போது சொட்டு மருந்தாக, பாட்டில் மருந்தாக, மாத்திரைகளாக, ஊசி மருந்தாக அவரவர் வயதுக்கு ஏற்ப உணவு உட்கொள்ளும் நிலைக்கு ஏற்ப தரப்படுகின்றன.

'பிறந்த குழந்தைக்கு இயற்கையில் கிடைக்கும் அற்புதக் கொடையான தாய்ப்பால் மட்டுமே 4 மாதங்களுக்குப் போது மானது. எந்த ஊட்டச்சத்தும் தேவையில்லை' என்று மருத்து வர்கள் எவ்வளவோ எடுத்துச் சொல்கிறோம். ஆனாலும், கடை களில் நேரடியாக உணவு டின்களையும், தடை செய்யப்பட்ட உணவுகளையும், ஜீரணிக்க வைக்கும் என்று மருந்துகளையும் திரவங்களையும் கேட்டு கைக்குழந்தைகளுக்கு வாங்கிக் கொடுப்பது ஒரு கொடுமையான விஷயம். எனவேதான் நோய்க்குத் தேவை யான ஊட்டச்சத்து மருந்துகளை பன்மடங்கு விலை வைத்து டப்பாக்களில் அடைக்கப்பட்ட மாத்திரைகளாக ஒருவரை ஒருவர் ஏமாற்றி வியாபாரம் செய்யும்நிலைக்கு வந்துள்ளார்கள் கேட்டால், 'இதில் வேதிப்பொருட்கள் இலலை... பக்க விளைவு இல்லை... மருத்துவர் எழுதி மருந்துக் கடைகளில் கிடைக்கும் சத்து மருந்துகளை விட நல்லது' எனக் கூறி வியாபார யுக்தி யுடன் அதிக விலைக்கு விற்கிறார்கள். வாங்கி ஏமாறும் மக்களுக்குத் தெளிவாகத் தெரியவேண்டியது, 'மருந்தென்றால் மருத்துவர் பரிந்துரைக்கட்டுமே' என்பது மட்டும்தான்!

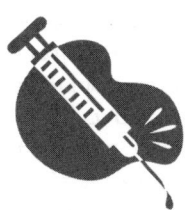

மூலநோய் மருந்துகள்
Anti Hemorrhoid Drugs

வருடத்துக்கு இருமுறை வந்து போகும் சாதாரண ஒருநோய் 'பைல்ஸ்' எனப்படும் மூலம். இருசக்கர வாகனங்களுக்குக் கூட தினசரி பெட்ரோல், இன்ஜின் ஆயில், டயருக்கு காற்று என பார்த்து பார்த்துக் கவனித்துக் கொள்ளும் நாம், உடலுக்கு தேவையான தண்ணீர், காய்கறி, பழங்களுடன் கூடிய உணவு, உடற்பயிற்சி, நல்ல உறக்கம் எனத் தர மறுப்பதன் விளைவே 70 சதவிகித மூலநோயின் காரணம்.

எனது 20 வருட அனுபவத்தில், நோயாளிகளிடமிருந்து தெரிந்து கொண்டது என்ன தெரியுமா? ஒரு நவீன மருத்துவர் ஒரு நோய்க்கான காரணத்தை உடல் அமைப்பைப் பற்றிய பாதிக்கப் பட்ட உறுப்பு, படங்களுடன் நோய் எதனால் வருகிறது, உறுப்பின் மீதும் உடலின் மீதும் அதனுடைய தாக்கம் என்ன என எடுத்துக் கூறினாலும், நோயைப் பொறுத்தமட்டில் பாட்டி சொன்னதையும், பெற்றோர் சொன்னதையும், பக்கத்து வீட்டுக்காரர் சொன்னதையும், ஏற்கனவே நோயினால் அவதிப்பட்டவர்கள் சொன்னதையும்தான் படித்தவர்கள் கூட எடுத்துக்கொள்கிறார்கள்... நம்புகிறார்கள்... 'உன் னையே நீ அறிவாய்' என்று சாமியார்கள் கூறுவதைக் கூட ஏற்றுக் கொள்வார்களே அன்றி, நவீன மருத்துவர்கள் கூறுவதை ஏற்றுக் கொள்வதும் இல்லை... நம்புவதும் இல்லை. மருத்துவரின் அறை

வாயிலிலேயே அதை மறந்து விடுபவர்கள் உண்டு. நோய் குணமான வுடனே அதை மறந்துவிடுபவர்களும் உண்டு. நவீன மருத்துவர்கள் கூறும் உடற்பயிற்சியையும் செய்வதில்லை. நோயாளிக்கே தெரிந்த பரிசோதனைகளை *(Test)* எடுப்பதை விட, உடற்பயிற்சி ஒரு மருந்தா கவே செயல்படும் என்பதையும் ஏற்றுக்கொள்வதில்லை.

அன்றாட உணவில் ஒரு காய், ஒரு பழம், 2 லிட்டர் தண்ணீர்... இந்த சமச்சீரான உணவு உடலுக்கு வைட்ட மின்களையும் நார்ச் சத்தையும் தரும். வயிற்றை நிரப்பி கலோரிகளைக் குறைக்கும். திட உணவுடன் அது 8 மீட்டர் உணவுக்குழாயில் நீருடன் பயணம் செய்து, பல்வேறு சத்துகளை உடலுக்கு வழங்கி, காலையில் மலச்சிக்கல் சிரமம் இன்றி உடலை விட்டு வெளியேறுகிறது.

மலச்சிக்கல் ஆசனவாயை அழுத்தி, அங்கிருக்கும் ரத்தக் குழாய்களைக் கிழித்து, மூலம் என்ற நோய்க்கு முக்கிய காரண மாக அமைகிறது. காய், கனி, நீர் மிகவும் அவசியம் என்பதை உணர்ந்தால் டயட்டீஷியன், நியூட்ரீஷியனிஸ்ட் எனப் பார்க்க அவசியமில்லை. ஆண்டுக்கு இருமுறை கோடையில் தண்ணீர் குடித்தாலும் - போதுமானதாக இல்லாமல், மழைக்காலத்தில் தண்ணீரே குடிக்காமல் போதுமானதாக இல்லாததால், மலச் சிக்கல் அவதி வருகிறது என்ற நவீன மருத்துவரின் ஆலோசனை யையும் கேட்காமல், யாரிடமோ தஞ்சமடைகிறார்கள்.

மூலத்துக்குப் பல்வேறு காரணங்கள் இருந்தாலும் மேலே கூறிய காய், பழம், தண்ணீர் தேவையான அளவுக்கு உட்கொள் ளாததே பிரதான காரணம். உடற்பயிற்சியின்மை, அதிகமாக உட்கார்ந்திருப்பது (தையல் மெஷின், சைக்கிள் ஓட்டுவது) போன்றவையும், பருமன், தீவிர ஓயாத இருமல், மகப்பேறு போன்றவையும் காரணங்களாகலாம்.

மனிதனுடைய மலக்குழாய் 3-4 நாட்களுக்கான மலத்துடன், விரிவடைந்து தேக்கி வைக்கும் சக்தி உடையது. ஆனால், ஆசனவாய் மிகச்சிறிய அளவில்தான் விரியும். உடலில் தண்ணீர் இல்லாத பட் சத்தில் மலக்குழாயில் இருந்தும் உடலுக்கு தேவையான தண்ணீரை உறிஞ்சிவிடுவதால், மலம் மேலும் இறுகி, மலக்குழாய் சுவர்களை, ஆசனவாயை அழுத்தி காயப்படுத்தி, வெளியே தள்ளிக்கொண்டோ, கிழித்துவிட்டோ வருவதால் ரத்தப்போக்குடனோ, இல்லாமலோ உள்மூலமாகவோ, வெளிமூலமாகவோ மூலநோய் உருவாகிறது.

மூலநோயின் அறிகுறிகளாக ஆசனவாயின் வீக்கம், மலக்குழா யில் வலி, ரத்தப்போக்கு சீழ்கட்டி, ஜுரம், மலக்குழாய் வெளியே தொங்கும் அளவுக்கு நடக்க முடியாமல்போவது போன்றவை இருக்கக்கூடும்.

மலக்குழாயின் முடிவிலிருக்கும் ஆசனவாயில் நல்ல ரத்தம், கெட்ட ரத்தம் என்றில்லாமல் - இரண்டும் இணைந்த மிக அதிகமான ரத்தக்

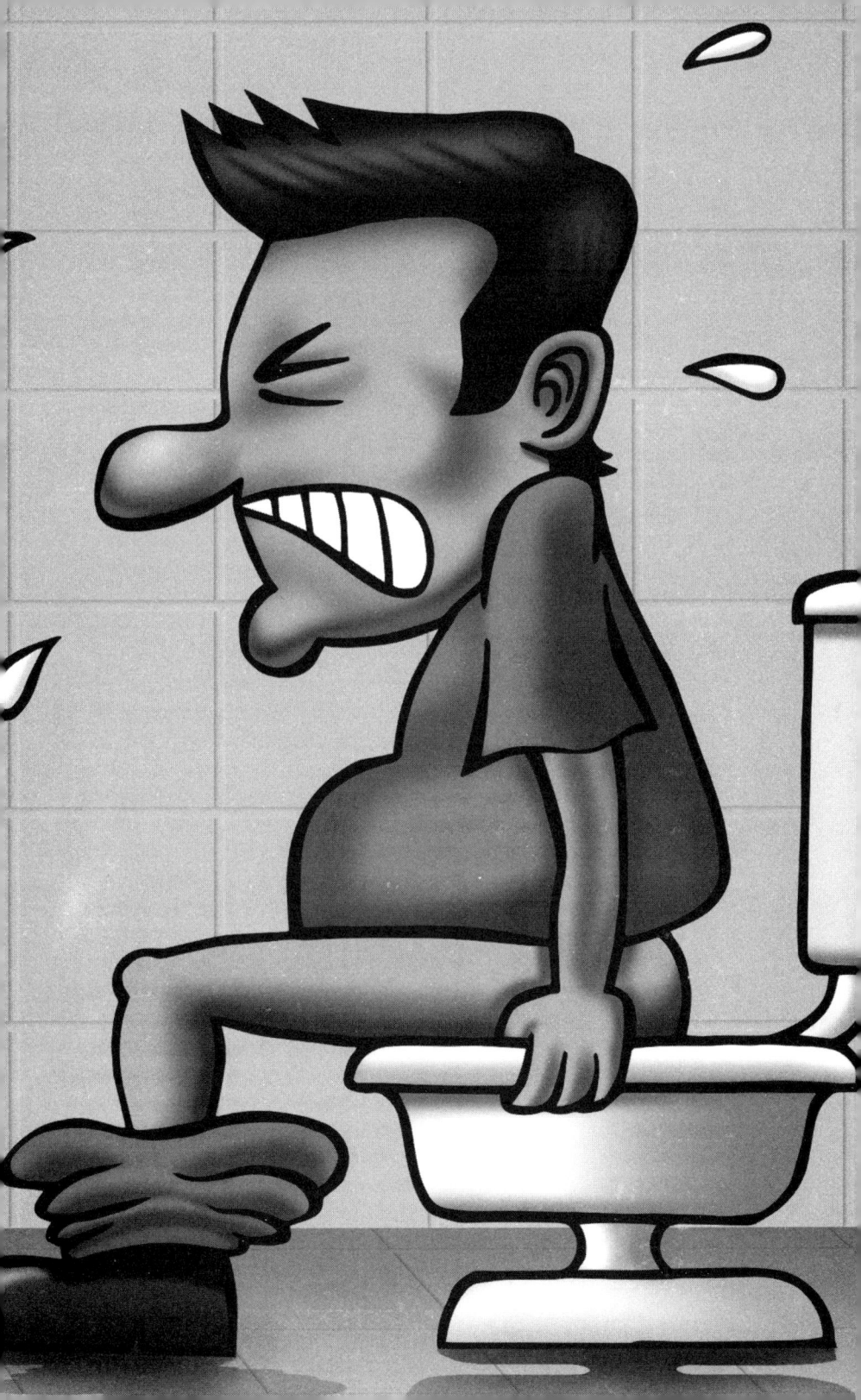

குழாய்களுடன், தசைகளும் சதையும் இருக்கும். இவை ஆசனவாய்க்கே உரிய தனித்துவமான ரத்தக்குழாய்கள். மலத்தை அடக்குவதற்கு வெளி மற்றும் உள் தசை வளையம் *(Anal sphincter muscle)* இருக்கின்றன. மூலநோய்க்கு மருத்துவப் பரிசோதனை என்பது மருத்துவரே பார்த்து *(Rectal Exam)* கட்டிகள், சீழ்கட்டிகள் போன்றவை இல்லை என்றபின் *(Rectoscopy)* மூலம் அறியப்படும். சில வேளைகளில் *MRI* வரை தேவைப்படலாம். மலத்துடன் ரத்தம் வரும் போது அது மலக் குழாய் கிழிந்து *(Anal Fissure)* வருகிறதா, சீழ்கட்டி *(Fistula)*, கேன்சர் கட்டிகள் என மற்ற நோய்களிலிருந்து வித்தியாசப்படுகின்றனவா எனப் பார்த்துக்கொள்ள வேண்டும்.

மூலநோய்க்கு ஆரம்பத்திலேயே கூறியபடி ஒரு நாளைக்குக் குறைந்தபட்சம் ஒரு காய், ஒரு பழம், 2 லிட்டர் தண்ணீர் முக்கியம். வீட்டு கைப்பக்குவக் குழம்புகளை ஹோட்டல் குழம்புகளைப் போல செய்வதே, குழந்தைகளுக்கு இரைப்பை வலி, மலச்சிக்கலுக்கான காரணம். இதை எப்படி படித்த மற்றும் படிக்காத தாய்மார்களுக்குப் புரிய வைப்பது என்று நவீன மருத்துவர்களுக்குத் தெரியவில்லை. நோயின் ஆரம்பத்தில் உணவு தவிர, மலக்குழாயின் வலியைப் போக்க, வீக்கத்தைப் போக்க, சாதாரண கிருமிநாசினிகள், உறைந்த ரத்தம் கரைக்கும் மருந்துகள் தவிர ஆசன வாயில் தடவும் ஆயின்மென்ட்கள், க்ரீம்கள் மற்றும் வீக்கத்தைப் போக்கும் சுடுநீர் ஒத்தடம் போன்றவை உதவி செய்கின்றன. நோயாளியின் ஒத்துழைப்புடன் நோயின் காரணம் தெரிந்து போக்கினால் மேலே கண்டவாறு மருந்தாலேயே குணப்படுத்த முடியும். அறுவை சிகிச்சையாக மாற்றாமல் குணப்படுத்த முடியும்.

அறுவை சிகிச்சையாக முற்றிய பின்பு ரப்பர் பேண்ட் இறுக்கிகள் *(Rubber band ligation)*, ரத்தக்குழாயை அடைத்துப் போகச் செய்வது *(Sclerotherapy)* அல்லது லேசர் இன்ஃப்ளான்ட் *(Infrared radiation, laser surgery)*, க்ரையோ சர்ஜரி *(Cryosurgery)*, எலெக்ட்ரோ *(Electrocautery)* மூலம் ரத்தமின்றி அறுத்து எடுக்கலாம். கத்தி கொண்டும் அறுத்து எடுக்கலாம்.

உணவுக்குழாயை அறிந்தவர்களுக்கு, சமச்சீர் உணவில் நார்ச்சத்தின் முக்கியத்துவம் அறிந்தவர்களுக்கு, உடலுக்கு உணவைத் தவிர நீரும் மிக முக்கியம் என அறிந்தவர்களுக்கு மூலநோய் என்றால் என்ன என்பதே தெரியாது என்பதே சத்தியமான உண்மை!